山西省医学会科学普及专业委员会荣誉推荐

心有灵犀
——心脏瓣膜病康复指导

Heart to Heart
——A Patient's Guide to Heart Valve Surgery

■ 著者　邓勇志　赵　薇

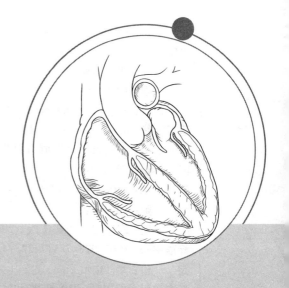

人民卫生出版社

图书在版编目（CIP）数据

心有灵犀：心脏瓣膜病康复指导/邓勇志，赵薇著.—北京：
人民卫生出版社，2016

ISBN 978-7-117-22574-8

Ⅰ.①心…　Ⅱ.①邓…②赵…　Ⅲ.①心脏瓣膜疾病-诊
疗　Ⅳ.①R542.5

中国版本图书馆 CIP 数据核字（2016）第 100968 号

人卫社官网　www.pmph.com	出版物查询，在线购书
人卫医学网　www.ipmph.com	医学考试辅导，医学数 据库服务，医学教育资 源，大众健康资讯

心有灵犀
——心脏瓣膜病康复指导

著　　者：邓勇志　赵　薇
出版发行：人民卫生出版社（中继线 010-59780011）
地　　址：北京市朝阳区潘家园南里 19 号
邮　　编：100021
E - mail：pmph @ pmph.com
购书热线：010-59787592　010-59787584　010-65264830
印　　刷：三河市博文印刷有限公司
经　　销：新华书店
开　　本：710×1000　1/16　　印张：10
字　　数：169 千字
版　　次：2016 年 7 月第 1 版　2016 年 7 月第 1 版第 1 次印刷
标准书号：ISBN 978-7-117-22574-8/R·22575
定　　价：25.00 元

打击盗版举报电话：010-59787491　E-mail：WQ @ pmph.com
（凡属印装质量问题请与本社市场营销中心联系退换）

序

2015年8月6日《中国心血管病报告2014》报告，目前国内单是风湿性心脏病患者就有250万，加上随着人口老龄化而逐年增加的瓣膜退行性变(就是老化)以及先天性心脏病中的瓣膜病变，保守估计，目前国内患瓣膜性心脏病的人数不少于500万。虽然近二三十年来，引起心力衰竭的主要原因已从风湿性心脏瓣膜病转为冠心病，但瓣膜性心脏病和因为治疗、康复不当而导致的心力衰竭，每年仍严重影响着上百万家庭的正常生活。

心脏对于人体，就像发动机对于汽车一样重要。如果人的心脏出了什么问题，可想而知对整个机体的杀伤力会有多大！严重的心脏瓣膜病会导致明显的血流动力学障碍，而手术是治疗瓣膜血流动力学障碍唯一有效的选择。

对于主动脉瓣狭窄的患者，一旦出现症状，通常提示存在重度瓣膜梗阻，心源性猝死风险显著增加，如果不接受外科手术治疗，则预后不良。如果狭窄不解决，出现心绞痛后平均存活时间为5年，晕厥发作后平均存活时间为2～3年，而发生心力衰竭后平均存活时间就只剩1.0～1.5年。那些侥幸活下来的患者，生活质量也较差，不能像健康人一样快乐地生活和工作。

对于二尖瓣狭窄的患者，约有40%合并心房颤动(房颤)，除了二尖瓣狭窄本身导致的血流动力学障碍外，瓣膜性房颤患者卒中发生率是无房颤患者的17倍，并且随着年龄的增长，这种风险会进一步增加。血栓栓塞性并发症是房颤致死、致残的主要原因，而卒中则是最为常见的表现类型。与非房颤相关卒中相比，房颤相关卒中症状更严重，常为致死性卒中，更容易复发，死亡率是非房颤相关卒中的2倍，医疗费用是非房颤相关卒中的1.5倍。

不过，如今瓣膜性心脏病已经不再是绝症的代名词，而且大多数患者经过及时手术治疗后，可以基本恢复"正常人的生活质量"。如何才能达到"正常人的生活质量"呢？那就要做到合理预防，尽早发现，及时诊断，适时治疗，良好康复。

本书以广大患者及其亲属为主要阅读对象，在保持科学性和先进性的基础上,用通俗的语言和生动活泼的插图向广大患者介绍有关瓣膜性心脏病预防、诊断、治疗和康复的有关知识,是目前有关瓣膜性心脏病防治及术后康复领域的一本权威且可读性强的通俗读物,相信对改善瓣膜性心脏病患者的生活质量将起到积极的推动作用。

是以为序。

华中科技大学同济医学院协和医院心外科

孙宗全 教授

目 录

第一章 认识心脏瓣膜病

第二章 心脏瓣膜病的评估方法

第三章 心脏瓣膜病治疗的历史演变

第四章　人工瓣膜和成形环简介

第五章　心脏瓣膜病的治疗方法

第六章 安全合理服用华法林

第七章 心脏瓣膜手术后心肺康复

第八章 心脏瓣膜病手术患者最关心的若干问题

第一章

认识心脏瓣膜病

本章介绍的内容将使读者对心脏瓣膜病有一个基本的概括了解。

在本章的开篇,首先介绍正常心脏的结构和功能,正常心脏是如何工作的,体循环和肺循环是怎么回事,心脏瓣膜的功能及其在血液循环过程中的作用。

在读者对正常瓣膜有一定的了解后,介绍心脏瓣膜病是怎么回事,什么原因导致了心脏瓣膜病,心脏瓣膜病分为几大类,各有什么特点和危害,心脏瓣膜病如何影响患者的心功能,以及心功能状态的评价、心脏瓣膜病严重程度的评估等内容。

随后介绍心脏瓣膜病如何治疗,内科治疗、介入治疗和外科手术的适应证,针对不同的患病个体如何选用最佳瓣膜,瓣膜选择的影响因素,以及机械瓣膜和生物瓣膜各有哪些优缺点。

1. 心脏是什么样的 ●------

　　心脏是一个神奇的器官,它位于肋骨围成的笼腔中,处于两肺之间。如果把人体比作一部机器,心脏就是一部永动的人体发动机,肋骨围成的笼腔就好比是保护发动机的护板。心脏的形状像一个倒置的梨,比本人握紧的拳头略大一些。心脏共有 4 个腔,后上部为左心房和右心房,二者之间有房间隔分隔;前下部为左心室和右心室,二者之间有室间隔分隔。正常情况下,因房、室间隔的分隔,左半心与右半心没有直接交通,心房的血液经房室口流向同侧的心室。心脏的 4 个腔均与大血管连接,心房与静脉相连,心室与动脉相连。其中,右心房与上、下腔静脉连接,左心房与肺静脉连接;右心室与肺动脉连接,左心室与主动脉连接。

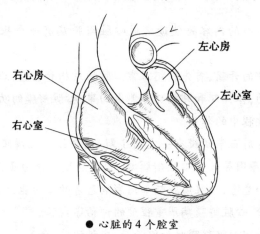

● 心脏的 4 个腔室

2. 心脏是如何工作的 ●------

　　心脏的工作量是非常惊人的。心脏的重量约为 300g,不到人体重量的 0.5%,也就是说全身的重量大约相当于心脏重量的 200 倍,但它要负责全身的血液循环供给。如果把心脏比作一个人,那她要为 200 个人提供生命的能量,工作量之大不容小觑。心脏虽然只有 300g,但每一次心跳要搏出约 70ml 的血液,每分钟要搏出近 5000ml 的血液,每天搏出约 700 万 ml(约 7 吨)的血液,这个重量相当于心脏自身重量的 2 万余倍,几乎是难以想象的天文数字。

　　人们常以为心脏之所以能工作得这么出色,全在于它勤勤恳恳、兢兢业业、不知疲倦、不分日夜地苦干，其实错了。如果真是这样的话，心脏早就累死了。事实恰恰相反，心脏的工作是非常智慧和理性的。以正常人为例，心率约为 70 次/分（当然快慢有波动），即每一次心跳为 0.9 秒，其中收缩期（工作）为 0.3 秒，舒张期（休息）为 0.6 秒，即 1/3 时间在工作，2/3 时间在休息，相当于我们的 8 小时工作制。到了夜间入睡后，心跳变慢为 50 次/分，这时每一次心跳为 1.2 秒，收缩期还是 0.3 秒，舒张期变成 0.9 秒，也就是 1/4 时间工作，3/4 时间休息，心脏自行主张地改为 6 小时工作制了。心脏工作休息有序，能合理利用时间休息，从不拖泥带水浪费体力，更不日夜颠倒打乱规律。

正如列宁所说"谁不会休息，谁就不会工作"。善于休息是心脏的第一特点。更奇妙的是，心脏工作时耗能极少。由于神经传导的精密调控，各部位协调同步，心房、心室的收缩犹如行云流水、和谐柔美，在完成同样工作量的情况下比任何人造的机器耗能都要少。

心脏很敬业，也懂得自我爱护，还很有理性，能从大局出发。当人体运动或遇到紧急情况时，它不用指令就能马上加快心跳到每分钟 150 次或更高，这时每次心跳才 0.4 秒，收缩期 0.2 秒，舒张期 0.2 秒，即相当于 12 小时工作制，同样毫无怨言，表现出很高的自觉性和主动性。

虽然万物的工作方式各有千秋，但如果从高效、低耗、持久、安全这 4 个指标来衡量，那么冠军当之无愧非心脏莫属了。

3. 心脏共有几个瓣膜？它们都在哪儿

每个人的心脏都有 4 个瓣膜，分别是二尖瓣、主动脉瓣、三尖瓣和肺动脉瓣。右侧心房与心室的通道——右房室口（也是右心室的入口）的周缘附有 3 个叶片状瓣膜，称三尖瓣（或右房室瓣），分别是前瓣、后瓣和隔瓣；右心室的出口为肺动脉口，周缘有 3 个半月形瓣膜，称肺动脉瓣。左侧心房与心室的通道——左房室口（也是左心室的入口）周缘附有 2 个叶片状瓣膜，称为二尖瓣（或左房室瓣），分别是前瓣和后瓣；左心室出口为主动脉口，周缘附有 3 个半月形的瓣膜，称主动脉瓣，分别是左冠瓣、右冠瓣和无冠瓣。

4. 心脏瓣膜是如何工作的

心脏是推动血液流动的"泵"，血管则是血液流动的管道。瓣膜在心脏永不停止的血液循环活动中扮演的角色既普通又关键。心脏瓣膜开放和关闭的先后顺序是非常严格的,所起的作用犹如心脏腔内一道道的单向阀门,控制着血液流动的方向,使血液不能反流。当瓣膜开启后,允许血液流入下一个心腔或血管,当瓣膜关闭后,阻止血液反流到刚刚离开的心室或心房,保证心脏内的血液随着其收缩与舒张而沿着"设定好"的路径单向流动,维持人体的血液循环,并通过它们的口径保持着适当的血流量。

正常的心脏瓣膜纤薄、光滑而富有弹性,瓣膜开口大小适当,开放与关闭非常灵活和精确。二尖瓣、主动脉瓣、三尖瓣和肺动脉瓣都有 1 个瓣环和 2 ~ 3 个瓣叶。二尖瓣和三尖瓣还有腱索和乳头肌(瓣下结构)分别连接到左心室和右心室,共同维持二尖瓣和三尖瓣的正常功能。

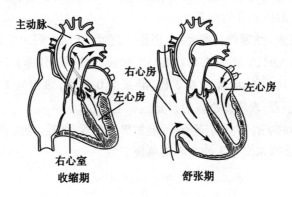

● 心脏里的血液通过瓣膜在各个心腔的流动方向

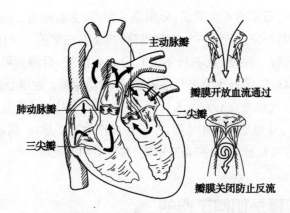

● 心脏的 4 个瓣膜(二尖瓣、主动脉瓣、肺动脉瓣和三尖瓣)

5. 你了解血液循环吗

心脏的每一次跳动都代表着生命的轨迹在延续。人体的血液循环器官是心脏和血管,心脏是循环的动力泵,推动着血液在血管里不停地循环流动。人体的各种组织中都充满了血液,血液为细胞提供所需的氧和营养。血管里流动的血液相当于"运输兵",从心脏的左心室出发,通过主动脉(瓣)将富含营养物质和氧气的动脉血射入大动脉,并沿着大动脉—动脉—小动脉—毛细血管的顺序将动脉血送到组织细胞供代谢需要。动脉血在毛细血管释放氧气和营养物质,并收集组织细胞代谢产生的废物后,按照小静脉—中静脉—大静脉的顺序,回流到右心房。全身静脉血回流到右心房后,通过三尖瓣进入右心室,右心室通过肺动脉(瓣)将血液射入肺脏。在肺脏进行气体交换(摄取氧气,排出二氧化碳)后,静脉血变成动脉血,通过肺静脉回流到左心房。左心房的血液经二尖瓣进入左心室,周而复始地开始下一次循环。

6. 血液循环中的"环路"有哪些

生活中有路,车辆才能通行。血液要流动,就必须有其流通的血管。在我们的身体内布满了大大小小的血管,在人体中呈网状分布,总长约为 $1 \times 10^5 km$。担负着输送血液重任的血管大致分为:动脉、静脉和毛细血管。大动脉在其向全身延伸的过程中派生出很多分支,依次为大动脉、中动脉、小动脉和毛细血管。如果将大动脉比喻成树干的话,那么中动脉和小动脉就是向人体各个部位输送血液的树枝和枝杈。毛细血管是组织细胞进行物质交换的场所,它的一端与小动脉相连,而另一端与小静脉相连,以小静脉、中静脉到大静脉的顺序,最后连接于心脏,这条"通道"被称为"体循环",也叫"大循环"。

除体循环之外,还有称为"肺循环"的"小环路":静脉将含氧量低的血液带回右心房,再流向右心室,后者进而将血液泵入肺动脉,进入肺脏进行氧合。含氧量高的血液经肺静脉回流到左心房,然后流入左心室,再被泵入大动脉供应全身。

为什么一般图示的血管血液循环系统一边是暗红色,而一边是鲜红色的呢?那是因为血管内流动的血液不同,一边是动脉血,一边是静脉血。静脉血含氧量低,颜色是暗红色的,而动脉血含氧丰富,颜色是鲜红色的。

7. 何谓心脏瓣膜病

由于先天性或后天性原因造成心脏瓣膜的瓣环扩大或缩小,瓣膜增厚、变形、粘连、钙化和破裂,或者瓣下的乳头肌和腱索过长、过短、粘连、断裂等,致使瓣膜无法正常开放与关闭,就称为心脏瓣膜病。心脏瓣膜病是我国常见的心脏疾病,约占全部心脏手术的25%,女性患者多于男性患者,男女发病比例约为1:1.5。

一个人同时患有两个或两个以上瓣膜病变者,为联合瓣膜病。患者的临床症状基本上是各个瓣病变的综合表现。最常见的是二尖瓣合并主动脉瓣病变,或二尖瓣狭窄合并三尖瓣关闭不全。

8. 心脏瓣膜病的致病原因有哪些

可能导致心脏瓣膜病的病因包括风湿性、先天性、缺血性、感染性、外伤性以及心脏瓣膜退行性变(老化)等因素。风湿热引起的心脏瓣膜病在我国仍占多数(60%),其次是先天性心脏病(先心病,20%)。随着社会的老龄化,不健康的生活方式又促使高血压、冠心病和糖尿病患者大幅度增多,老年钙化性心脏瓣膜病(退行性变,老化)和缺血性心脏瓣膜病的发病率日益增高。

9. 心脏瓣膜病变分为哪几类

心脏瓣膜病变无论病因如何,通常可分为两大类:

(1)瓣膜狭窄:某些病变造成瓣膜组织的增厚和钙化,导致其不能够正常开放,张开的幅度有限,干扰或妨碍血液的正常流动,血液的前向流动受到阻碍,医学上叫做瓣膜狭窄。

(2)瓣膜关闭不全:某些病因导致瓣环扩张或瓣膜失去弹性,或腱索挛缩变短或纤细冗长,瓣膜不能正常对合和关闭,使得部分前向血流在心室收缩(房室瓣,包括二尖瓣和三尖瓣)或舒张时(半月瓣,包括主动脉瓣和肺动脉瓣)又倒流回来,在医学上叫做瓣膜关闭不全或反流。

瓣膜的作用好比是供水系统的阀门,瓣膜狭窄就是阀门变小限制了水流量,瓣膜关闭不全就是阀门渗漏引起水倒流,瓣膜的任何病变都会大大增加心脏的工作量,迫使心脏通过加倍收缩或增大容积来完成这些额外的工作。如果心脏的心肌过于肥厚或容积过大,心肌不可逆转地损伤后,心脏衰竭会随之而来。

10. 何谓风湿性心脏瓣膜病 ●

风湿性心脏病是风湿热引起的以心脏瓣膜病变为主的心脏病,多见于20～40岁人群,女性多于男性;也有患者以往没有明显风湿热病史而是隐匿起病的,首次就诊症状是瓣膜病所致的心房颤动(房颤)或心功能不全。对于风湿热急性发作,经适当治疗可使瓣膜病变的程度限制在一定范围内,从心脏功能的角度讲,基本可以治愈。但对于慢性风湿性心脏瓣膜病变,病变常难以逆转,此时的治疗目标是控制风湿热引起的炎症,避免病变加重,尽量维持适当的心脏功能。当瓣膜病变加重到一定程度时,就需要接受外科手术或内科介入治疗来减轻瓣膜病变对心脏功能的影响。

风湿热多发生于青少年时期,往往会引起四肢关节肿痛,其对心脏的影响是一个缓慢的过程,一般是十几年后才会引起症状或出现不舒服。一旦出现风湿热的临床症状,一定要积极治疗,定期找专科医师随访,以便及时发现风湿性心脏病。

11. 何谓老年钙化性心脏瓣膜病 ●

人在自然衰老的过程中,心脏瓣膜也会出现退行性变,导致钙化性主动脉瓣或二尖瓣狭窄或关闭不全。钙化性心脏瓣膜病是一种随年龄增长而增加的瓣膜老化、退行性变和钙质沉积的老年性疾病,亦被称之为老年退行性瓣膜病或老年心脏钙化综合征。此病一般会导致主动脉瓣狭窄或关闭不全,引起各种心律失常甚至猝死。

老年人钙化性心脏瓣膜病变进展缓慢,在发病的早期,相当长的一段时间内患者可能没有明显的症状,即使有时有些乏力、疲累等不适,也容易和高血压、糖尿病等混在一起而被忽视,而一旦患者出现症状,平均寿命只有 5 年左右。

老年人钙化性心脏瓣膜病的症状包括：体力活动后呼吸困难、心绞痛、昏厥、胃肠道出血、心律失常、心力衰竭、脑栓塞等。它是引起老年人心力衰竭和猝死的重要原因之一，有很大部分患者还会并发冠心病。

老年人钙化性心脏瓣膜病病因目前还不清楚，多数学者认为是由于心脏瓣膜长年累月经受血流不断冲击，因磨损及动力学因素产生代谢障碍，从而引起退行性变化的。

老年人钙化性心脏瓣膜病可能与加速动脉硬化和血管老化的一系列因素有关，包括高血压、动脉硬化、糖尿病、高血脂、高胆固醇、骨质疏松、慢性肾衰竭等。一旦发现有这些高危因素，老年人就要注意定期到医院检查，以便及早发现、尽早治疗。

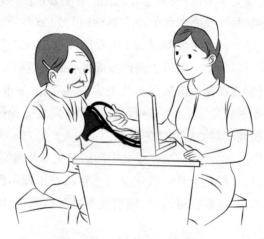

● 定期体检，早发现、早治疗

12. 何谓高危心脏瓣膜病

一旦得了心脏瓣膜病而治疗不及时，随着心脏瓣膜病的加重，心功能指标逐渐恶化，就形成所谓的高危心脏瓣膜病。

● **巨大左心室**：左心室舒张末直径大于 80mm，左心室收缩末直径大于 60mm，左心室射血分数小于 0.50，左心室短轴缩短率小于 0.25，心胸比大于 0.70。

● **小左心室伴左心室萎缩及严重肺动脉高压**：左心室舒张末直径小于 35mm，肺动脉压大于 60mmHg，左心室射血分数小于 0.50，左心室短轴缩短率小于 0.25。

● **心脏恶病质**：心功能不全Ⅲ～Ⅳ级,体重在标准体重 85% 以下,肝大,腹水,心胸比大于 0.80,肝、肾、肺等脏器中度以上功能不全,免疫功能低下,凝血机制障碍,极度营养不良。

此类患者是否具有手术指征,应视患者具体情况而定。认真做好术前准备,对于预计效果好的患者,可慎重选择手术;但对于急性左心室扩大的患者,应短期准备后限期或急诊手术。

13. 如何预防风湿热的发生

预防风湿性心脏病的关键在于预防风湿热的发生并及时彻底治疗风湿热,以减少病变累及心脏瓣膜的可能性。预防风湿热的措施有以下几项：

● 加强体育锻炼,增强抵抗力,防治呼吸道感染。

● 因地制宜地改善居住条件,避免寒冷和潮湿。

● 及时彻底地治愈链球菌感染。对急性溶血性链球菌所引起的咽峡炎、扁桃体炎、淋巴结炎、中耳炎、上颌窦炎和猩红热等给予足量青霉素治疗(对青霉素过敏的患者可用磺胺嘧啶或红霉素等)。

● 注意预防风湿热的复发。首次发病年龄越小,复发率越高;12 岁以后复发明显减少。因而,得过风湿热的孩子 12 岁前可在每年冬季和猩红热流行时应用长效青霉素治疗。

● 进行相应治疗以去除体内存在的感染灶(如龋齿、扁桃体炎、中耳炎等)。如需行摘除扁桃体手术,患者应在疾病静止期进行,手术前后应注射青霉素。拔牙前后也应当使用青霉素,以防止诱发风湿活动、亚急性细菌性心内膜炎或败血症。

14. 如何预防心内膜炎的发生

心内膜炎病情严重,病死率很高。对于某些心脏病患者,实施可能导致菌血症的检查或治疗时,应当给予抗生素进行预防。实验研究表明,心内膜损伤会导致血小板和纤维蛋白沉积,从而导致一种无菌性、血栓性心内膜损害,一旦发生菌血症,细菌可黏附于损伤的心内膜上,并与血小板-纤维蛋白复合物相互作用,形成感染性赘生物。心脏瓣膜病或先天性心脏病,尤其是能产生高速血流的病变,易导致心内膜损伤,从而促进血小板黏附和纤维蛋白沉积,因而患者也容易罹患感染性心内膜炎。

各种牙科操作和其他外科手术均可引起不同程度的菌血症,但其发生率有所不同。在拔牙和其他的牙科手术操作中,菌血症的发生率最高,泌尿生殖系统的操作次之,胃肠道有创操作引起菌血症的机会较少。

手术操作部位决定了菌血症细菌的类型,同时也决定了抗生素种类的选择。链球菌是口腔中的常居菌,因此,牙科操作主要应预防链球菌菌血症。泌尿生殖系和下消化道操作,预防措施则应针对肠球菌和其他革兰阴性菌。

15. 怎样早期发现心脏瓣膜已经受到损害了

医师用听诊器,能听出心脏瓣膜的工作情况——心跳声音的清脆程度可以提示瓣膜对合良好与否;而出现心脏杂音则提示瓣膜张开的口径出现问题,或出现反流或漏洞。我们可以把瓣膜想象成船帆:在正常情况下,船帆会鼓满风,鼓胀得恰到好处;但是在船帆过大或帆绳过长的情况下(二尖瓣脱垂),帆会在风中乱晃,形态松垮,部分风(即血液)会穿过船帆。这种异常现象会搅扰心房中的神经,造成心悸、出虚汗。也有一些是船帆僵硬了,帆绳缩短了,船帆鼓胀不起来了,影响了风(血流)的顺利通过,时间长了,患者就会胸闷气短、食欲缺乏。如果出现上诉症状,到医院就诊时听到心脏杂音,就要引起重视了,需要进一步检查以确定心脏瓣膜是否发生了病变。

在日常生活中出现了下面的情况,请不要掉以轻心:

● 疲乏、无力、头晕和活动后心慌、气喘。譬如,过去能一口气登5~6层楼,现在登2~3层就觉得累,需要中间休息1~2次,否则就气不够用,喘气、心慌。

● 不能平卧休息:晚上睡觉经常憋醒,伴有咳嗽;或平卧休息时觉得胸闷、憋气,需要把胸背部垫高或坐起来才觉得舒服些。

● 腿脚浮肿:活动多或下午时出现腿脚浮肿,晚上休息后减轻或消失。

● 食欲减退和腹胀:常伴有肝大、肝区(右上腹)疼痛不适和腿脚浮肿。

● 晕厥:往往在活动后出现,伴面色苍白、四肢湿冷。

● 哮喘伴咳粉红色泡沫痰。

● 体检发现心脏增大伴心律不齐。

16. 如何判断心脏功能状态

心功能的好坏对机体的健康状况至关重要,尤其是各种心脏瓣膜病患者,更应通过主观评估和客观检查来判断心脏的功能状况。最简单的方法是主观评估。国际上通用的是美国纽约心脏病学会提出的心功能4级分级法。患者可根据自己的情况对号入座,看一下自己属于哪一级:

心功能1级:心脏功能完全能代偿,与正常健康人几乎无区别,可以完全正常地生活、学习和工作,甚至能胜任较重的劳动或体育活动。

心功能2级:心功能开始失代偿,在较重活动,如快步行走、上楼梯或提取重物时,即可出现气急、浮肿和心绞痛,休息后可缓解。此阶段属于轻度心力衰竭。

心功能3级:轻微活动亦可引起气急等症状,如室内打扫、上厕所、洗澡等。此阶段属于中度心力衰竭,患者常需住院治疗。

心功能4级:休息时仍有气紧症状,在床上不能平卧、生活不能自理,且常伴浮肿、营养不良等。此阶段已属重度心力衰竭,患者不仅完全丧失劳动力,而且有生命危险,需急诊入院抢救与治疗。

心脏功能在药物治疗与休息后可改善,而在过度劳累后可恶化,因此心脏病患者的心功能不是静止不变的,应定期复查,以正确判断心功能状态。有些患者在心功能不全时无明显临床表现,而且主观评估心功能时会误诊一些早期心功能差的患者,因此,还需要应用各种仪器来客观判定心脏病患者的心功能状态。

17. 如何评价瓣膜病变的严重程度

目前判定心脏瓣膜病变严重程度的方法主要是超声心动图检查(表1)。

表1 左心瓣膜病变的严重程度分类

指标	轻度	中度	重度
主动脉瓣狭窄			
瓣口面积(cm^2)	>1.5	1.0~1.5	<1.0
血流速度(m/s)	<3.0	3.0~4.0	>4.0
平均压差(mmHg)	<25	25~40	>40

续表

指标	轻度	中度	重度
二尖瓣狭窄			
瓣口面积(cm^2)	>1.5	1.0~1.5	<1.0
平均压差(mmHg)	<5	5~10	>10
肺动脉收缩压(mmHg)	<30	30~50	>50
主动脉瓣关闭不全			
血液反流分数(%)	<30	30~60	>60
左心室收缩末期直径(mm)	<45	45~55	>55
左心室射血分数(%)	>50	40~50	<40
二尖瓣关闭不全			
血液反流分数(%)	<30	30~60	>60
左心室收缩末期直径(mm)	<40	40~50	>50
左心室射血分数(%)	>60	50~60	<50

注:严重的肺动脉瓣狭窄是指肺动脉瓣口血流速度超过4m/s,或瓣口两侧压力差超过60mmHg;严重三尖瓣狭窄是指三尖瓣瓣口面积小于1cm^2

18. 确诊心脏瓣膜病困难吗

不难,听诊和超声心动图是诊断心脏瓣膜病最常用和重要的检查方法,其次是胸部X线平片和心电图。

● **听诊**:是最简单、实用且无创伤的检查方法。绝大多数心脏瓣膜病患者都有心脏杂音,通过胸部听诊能了解到杂音的位置、性质、时间、强弱程度等,可以大致确定患者有无心脏瓣膜病及其种类。

● **超声心动图**:听诊有心脏杂音的患者都有必要进行超声心动图检查(利用超声反射和雷达扫描成像技术来观察心脏的结构、血流方向和心肌运动等,简单、无创、直观、结论明确)。超声心动图检查不仅具有确诊意义,还能定量评价瓣膜及瓣下结构的病变程度、心腔大小和心脏功能,是否合并心脏血栓和肺动脉高压,为确定治疗方案提供可靠的依据。

● **心电图**:人体的各个部位都存在电流活动。心电图是用心电图机将心脏在体内的电活动记录出来的一条曲线。心电图可以辅助医师了解心脏跳动的快慢与节律、心脏有没有增大与增大的部位、心肌有没有缺血与缺血的部位等，从而进一步判定心脏瓣膜病变的严重程度。

● **胸部 X 线平片**：胸部 X 线检查可以评价心脏大小和形态改变，并据此推断瓣膜病变的部位和性质。心脏瓣膜病会在不同程度上引起肺脏的改变，X 线检查还能评价肺淤血的严重程度，如肺门阴影加深、Kerley B 线等征象提示明显的肺淤血，为选择更加合理的治疗时机与治疗方式提供有用的信息。

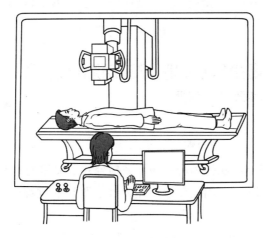

● 拍 X 线胸片

● **冠状动脉 CT 或冠状动脉造影**：50 岁以上和有胸痛病史的患者，还应进行螺旋多排冠状动脉 CT 或冠状动脉造影检查，以排除是否合并有冠心病，方便治疗瓣膜疾病时一并处理冠状动脉疾病，减少患者因不同疾病多次手术的风险和避免瓣膜手术后发生心肌梗死等意外。

19. 心脏瓣膜病可以治愈吗

部分继发于其他心脏疾病的轻、中度瓣膜反流或关闭不全（如先天性心脏病肺动脉高压引起的肺动脉瓣反流或中度以下三尖瓣关闭不全、冠心病心肌缺血或左心室增大引起的轻中度二尖瓣反流或关闭不全），随着先天性心脏病的矫治或冠心病血运重建，病情是会逐渐减轻甚至消失。患者仍需要应用强心利尿和降低肺动脉压力的药物，定期复查超声心动图。

然而，绝大部分心脏瓣膜病的病情是持续进展的，随着瓣膜狭窄或关闭不全的逐渐加重，心脏越来越大，心功能越来越差。因此，无论患者有无症状，都应在医师的指导下定期复查并及时治疗。

国内外均有充分证据表明,治疗心脏瓣膜病是有效和有益的,可完全消除或明显减轻不适感,防止急性心力衰竭、恶性心律失常、急性肺水肿、肺栓塞、肺动脉高压、肝硬化和猝死等并发症的发生,从而增加患者的活动能力、提高生活质量并延长寿命。心脏不是特别大、心功能不是特别差、没有严重肺动脉高压的患者,若能及时治疗,经过 3~6 个月的恢复期,一般可以与普通人一样正常生活和工作。

20. 小儿和青少年在心脏瓣膜病治疗过程中应注意哪些问题

小儿和青少年心脏瓣膜疾病的最常见原因为先天性心脏病,常合并其他心血管畸形,如室间隔缺损和房室间隔缺损合并二尖瓣关闭不全、三尖瓣下移合并三尖瓣关闭不全等,因此在治疗先天性心脏病的过程中应注意瓣膜病变的矫治。

治疗小儿和青少年瓣膜疾病应首先选择内科药物治疗、介入治疗和瓣膜修复成形手术。因为小儿和青少年处于体格生长发育阶段,置入小型号人工瓣膜不能适应身体生长发育的需求,在以后往往需要进行再次人工瓣膜置换。药物治疗无效,又不适合介入治疗或者瓣膜修复的患儿才考虑瓣膜置换手术。

如果选择的治疗方案是置换较大型号的机械人工瓣膜(以规避将来再次手术),在术后抗凝治疗过程中,家长应监督患儿尽量避免磕碰等外伤的发生,注意患儿是否有刷牙出血、皮下瘀点、瘀斑或女孩月经增多等情况,并定期带孩子到医院监测凝血酶原时间(PT)和国际标准化比率(INR)两项指标,以便医师根据情况及时调整抗凝药物剂量。

21. 患瓣膜性心脏病后应该怎么办

轻度的先天性瓣膜病可定期观察、随访,早期的风湿性心脏瓣膜病也可用药物治疗,一旦临床症状加重,心功能减退,就应当考虑手术治疗了。心脏瓣膜手术包括瓣膜交界分离术、瓣膜成形术和瓣膜置换术。对于先天性的瓣膜裂、瓣叶脱垂、退行性病变或轻度风湿性瓣膜关闭不全,成形手术常可成功地重建瓣膜功能;而对于瓣膜严重畸形或有增厚钙化、僵硬或细菌性赘生物的患者,就需要行人工瓣膜置换手术了。

心脏瓣膜病,一旦确诊且具有手术指征时,就应该及时进行手术治疗。否则,一旦病情加重或年龄增大后手术风险将明显增加。一般而言,年龄超过75岁,心、肝、肾、肺功能不全,全身情况差,严重肺动脉高压,心脏明显扩大或者同时合并有冠心病和主动脉瘤的患者,手术风险大于其他患者。极少数晚期患者,由于心脏功能太差或肺动脉压力太高,无法进行瓣膜成形或置换手术,需要接受心脏移植或心肺联合移植手术。

所以,心脏瓣膜病一经明确诊断,建议患者及时接受治疗,不要拖太久,以免发生意外,增加风险和治疗费用,影响疗效。

22. 治疗心脏瓣膜病前需要明确哪些问题

在治疗任何疾病之前,医师都需要根据患者的客观状况和主观诉求,具体问题具体分析,对选择的治疗方案进行风险评估。

治疗心脏瓣膜病前应明确以下几个方面:

● 瓣膜病变可能的原因:如风湿性、先天性、感染性或老年钙化性。

● 瓣膜病变的性质与数量:包括哪几个瓣膜病变,病变的性质是狭窄、关闭不全或者两者同时存在。

● 瓣膜病变的严重程度:轻度、中度或重度。

● 心功能状态与心腔大小:包括心功能分级、左心室射血分数(LVEF)、左心室舒张与收缩末期直径、左心房直径等。

● 心脏瓣膜病是否合并肺动脉高压、心律失常和心腔内血栓形成。

● 是否合并主动脉瘤或者冠心病。

● 肝、肾和呼吸功能的情况。

● 在何时、何地进行过何种治疗,效果如何。

23. 什么情况下适合药物治疗心脏瓣膜病

药物治疗心脏瓣膜病的目的是消除病因和改善症状,主要适用于以下情况:

● 有一定心功能不全症状,但心脏瓣膜病变比较轻或者年龄比较小,暂时不需要手术或不宜手术的患者,可以应用强心利尿的药物改善心功能。

● 出现感染性心内膜炎、风湿活动和脑栓塞等并发症,需要先采用相关的药物治疗后才能进行下一步治疗的患者。

● 病变重,引起严重的心力衰竭、阻塞性肺动脉高压、肝肾衰竭、呼吸功能衰竭、恶病质等,已经丧失手术机会或需要强化药物治疗后才能进行手术治疗的患者。

24. 什么情况下适合采用经导管球囊扩张术

心脏瓣膜疾病的介入治疗主要采用经导管球囊扩张术,即在局部麻醉下,从大腿根部的股静脉把一个带球囊的导管送入心脏,球囊跨过瓣膜,然后重复充气,通过扩张的气囊,使粘连狭窄的瓣膜分离、瓣口面积扩大,从而达到治疗作用。

该技术主要适用于中度以上单纯性心脏瓣膜狭窄,无明显关闭不全和钙化,无心脏内血栓的患者;其特点是创伤小、并发症少、恢复较快。

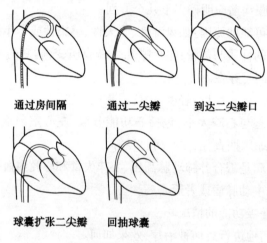

通过房间隔　　　通过二尖瓣　　　到达二尖瓣口

球囊扩张二尖瓣　　　回抽球囊

● 二尖瓣狭窄球囊扩张术

25. 哪些心脏瓣膜病适合外科手术治疗

出现下列情况的心脏瓣膜病患者需要进行外科手术治疗:

● 瓣膜狭窄(无论程度如何)合并瓣膜关闭不全,有活动后心慌气短、下肢水肿、晕厥、胸痛、不能平卧休息等症状。

● 有症状的中度以上瓣膜狭窄，伴瓣膜钙化。

● 中度以上的瓣膜狭窄或关闭不全，出现房颤。

● 中度以上的瓣膜狭窄或关闭不全，心脏内有血栓形成或血栓脱落栓塞史。

● 中度以上的瓣膜关闭不全，出现中度以上肺动脉高压。

● 中度以上的瓣膜狭窄或关闭不全，有需要同时外科手术的其他心脏大血管疾病。

● 中度以上的瓣膜关闭不全，左心室射血分数低于60%。

● 中度瓣膜关闭不全，左心室收缩末期直径大于50mm或舒张末期直径大于70mm。

● 重度瓣膜关闭不全，左心室收缩末期直径大于40mm或舒张末期直径大于70mm。

外科手术是治疗心脏瓣膜病最成熟和效果最肯定的技术，也是目前治疗心脏瓣膜病应用最多的手段，其常用方法是在全身麻醉、低温和体外循环的帮助下切开心脏，进行瓣膜修复成形术或人工瓣膜置换术。常见的心脏瓣膜病如二尖瓣狭窄、二尖瓣关闭不全、主动脉瓣狭窄和主动脉瓣关闭不全，适时外科手术的成功率在97%左右；即使两个瓣膜同时病变，手术成功率也达到95%左右。

近年来，外科研究出了胸部小切口、胸腔镜辅助、机器人辅助和常温体外循环心脏不停跳动下瓣膜成形与置换术等微创伤和对美观影响比较小的新技术，取得了良好的效果。

26. 如何选择心脏瓣膜修复术或置换术

当你发现自己心脏瓣膜出现病变时，应及时到有资质的医院进行检查。专业的心血管外科医师会根据瓣膜病变的严重程度，选择适当的心脏瓣膜手术。采用瓣膜修复还是瓣膜替换，主要决定于瓣膜本身的病变性质和病变程度。另外，术者的经验和技术在判断病情，特别是在修复瓣膜时也起着重要的作用。

如果能修复，应尽量修复，但如果毁损的瓣膜无法修复，就必须置换人工心脏瓣膜了，以保护和改善心脏功能。

27. 心脏瓣膜修复成形术有哪些优缺点

心脏瓣膜修复成形术是通过狭窄瓣膜交界切开、扩大瓣环缝缩、人工瓣环、狭小瓣环扩大、脱垂瓣叶悬吊、穿孔瓣叶修补、过长腱索缩短、腱索断裂再造、腱索转移等技术使瓣膜重新塑形，从而恢复瓣膜功能的手术，目前占全部瓣膜外科手术的 10% ~20%。瓣膜病变的病因不同，严重程度不同，修复的可能性也不同。一旦瓣膜病变严重，难以修复时，也不要勉强，以免影响手术效果。

心脏瓣膜修复成形术的优点：

● 心脏瓣膜修复术可避免瓣膜置换术的并发症，如血栓、出血、心内膜炎、瓣周漏、人工瓣失功能等。

● 最大限度保留了心脏瓣膜的自然结构，不需要终身应用抗凝药物；减少了与抗凝不当有关的并发症，患者远期生存率和生活质量较高。

● 手术危险较小，患者的心功能改善、远期疗效及生活质量优于瓣膜置换术。

● 对婴幼儿及儿童来说，同样避免了术后终身抗凝治疗对日常运动中创伤及手术的影响。

● 避免对女性怀孕、生育产生的影响。

● 避免术后长期随诊对儿童的心理健康可能造成的不良影响。

● 避免随患儿生长发育需再次手术等问题。

心脏瓣膜修复术的缺点：

● 只适合部分患者的瓣膜病变。

● 需要手术中应用食管超声检查。

● 手术后有因为瓣膜成形不满意或瓣膜病变进一步发展而需要再次手术的可能。

28. 什么是心脏瓣膜置换术

心脏瓣膜置换术是切除自身病变的瓣膜，用人工瓣膜替代病变瓣膜功能的一种手术，目前占全部瓣膜外科手术的 80% ~90%。其优点是手术技术相对简单，手术时间短，一般开展心脏手术的医疗机构均可以完成。

心脏瓣膜病对患者的生活质量影响很大。过去，严重的瓣膜疾病常威胁患者生命,只是在最近几十年,外科医师才能够通过手术逆转心脏瓣膜疾病的严重后果,从而改善患者生活质量,使其达到健康人的预期寿命。手术之后,患者可以做很多术前不能做的事。

29. 瓣膜置换时如何选择理想的瓣膜

目前,有许多应用于临床的人工瓣膜,按照材料不同可分为机械瓣膜和生物瓣膜两大类。选择最合适患者的人工瓣膜有时很困难,因为现有瓣膜中没有一种是最好的、可以适用于所有患者和病情的瓣膜。但是,对于某一特定患者,总会找到一款最合适的瓣膜。

选择瓣膜首先要决定是选择机械瓣还是生物瓣,至于机械瓣与生物瓣类型的选择则是次要的。对于拟行瓣膜置换术的特定患者,应认真评估机械瓣与生物瓣的利弊。一些患者选择机械瓣或生物瓣的指征非常明确,而另一些患者则存在一些矛盾因素,需要认真评估,以便使每一位患者所选择的瓣膜在最小弊端下具有最大优势。

近年来,在国外,生物瓣的使用量持续增长,而机械瓣的使用量则有所下降,在国内亦有相同的变化趋势。不少学者提出,患者年龄不再是瓣膜选择的关键因素,并建议将生物瓣的推荐使用年龄由 65 岁降至 60 岁,甚至 60 岁以下,但目前还有较大的争议。

机械瓣耐久性好但需终身抗凝治疗,生物瓣无需终身抗凝治疗但预期使用寿命仅为 15 年左右。目前使用的生物瓣均有瓣膜衰坏的风险,以致可能需要再次手术。人工猪瓣在二尖瓣位的衰坏大约开始于术后 5 年,在主动脉瓣位大约开始于术后 8 年。目前的牛心包瓣膜耐久性更好,可能在术后 12 年才开始衰坏,这使生物瓣应用于更年轻的患者成为可能。一组回顾性研究显示在较年轻者(年龄小于 65 岁)中,主动脉瓣生物瓣置换后 12 年其衰坏比例为11%,20 年为 61%;二尖瓣生物瓣置换后 17 年其衰坏比例为 25%,20 年为 73%。

由于生物瓣的衰坏,行生物瓣置换的患者可能在术后 10~15 年需要再次手术。尽管一些文献认为新一代生物瓣的耐久性更好,但目前仍缺乏大样本长期随访的随机对照研究结果来证实。生物瓣在年轻人中的衰坏速度比在老年人中快,并且生物瓣的衰坏速度在二尖瓣位比在主动脉瓣位快。有研究报道,对于主动脉瓣生物瓣置换后的患者,年龄小于 40 岁者中位再手术时间为

7.7 年,而年龄在 40 ~ 60 岁者中位再手术时间为 12.9 年。将生物瓣使用在更年轻的患者中,可能会使这些患者处于生存率降低和再手术率增加的风险之中。因此,将生物瓣的使用范围扩大至 60 岁甚至更年轻患者是没有充分依据的。

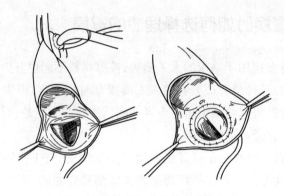

● 主动脉瓣机械瓣膜置换术

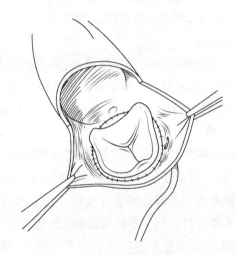

● 主动脉瓣生物瓣膜置换术

机械瓣置换术后的长期抗凝治疗是机械瓣的“诟病”。然而目前有证据表明,生物瓣置换术后的早期抗凝能改善患者的生存率。有研究对 4075 例行主动脉瓣生物瓣置换患者进行随访,其中 3186 例口服华法林,结果显示术后 30 ~ 89 天口服华法林组的卒中、血栓栓塞、心源性死亡的风险均较低,术后 90 ~ 180 天口服华法林组的出血发生率远远低于没有抗凝组的心源性死亡率。该作者认为,生物瓣置换术后半年仍需华法林抗凝治疗,并能降低心源性死亡风险。

　　总之,将人工瓣膜的推荐使用年龄定于某个时间节点是不合适的。瓣膜置换手术中采用何种人工瓣膜,应综合考虑患者的年龄、职业、精神状况、预期寿命、瓣膜置换部位、有无妊娠要求、能否接受长期抗凝、合并疾病、血栓栓塞风险、经济条件等情况,具体问题具体分析。随着手术技术的提高、瓣膜制作工艺的改进、生物瓣预期使用寿命的延长,可以适当降低生物瓣的使用年龄。生物瓣使用量的增长不可忽视,但生物瓣、机械瓣孰优孰劣,尚需开展大样本的临床随机对照试验来加以证实。

30. 选择瓣膜置换装置时应该考虑哪些影响因素

　　合理选择人工瓣膜需要综合考虑患者的年龄、个体对抗凝治疗的态度、瓣环的大小和质量、血栓栓塞的风险和妊娠等多种因素。

　　● **年龄**:目前,多数指南认为65岁以上主动脉瓣病变患者和70岁以上二尖瓣病变患者应使用生物瓣膜。

　　● **对于抗凝治疗的态度**:患者对抗凝治疗的态度是决定瓣膜选择的关键。对于具有抗凝治疗禁忌证和不能保证有效抗凝治疗的患者(如依从性差的患者、酗酒者、拒绝服药的患者、不方便测量抗凝强度的患者,生活困难或无法得到医疗保障的患者)应当使用生物瓣膜。另一方面,对于因其他医学原因需要长期抗凝治疗的患者,机械瓣膜则是合适的选择。

　　● **瓣环的大小和质量**:患者自身瓣环的大小和质量也会影响瓣膜置换时最佳瓣膜的选择。对于严重钙化、僵硬、粗糙的瓣环,最好选择缝环宽大、柔软的瓣膜,以便移植瓣膜可与不平顺的瓣环相服帖。对于自身瓣膜或人工瓣膜心内膜炎致瓣环破损,则应选用同种异体瓣膜,因为同种异体瓣膜发生感染的概率可能更低。

　　● **血栓栓塞的风险**:血栓栓塞的危险因素有房颤、巨大左心房(直径大于55mm)、血栓栓塞病史、左心房内血栓和有血栓的心肌梗死后左心室功能障碍等。这些危险因素的存在决定了长期抗凝治疗的必要性,此类患者应当置入机械瓣膜。如果仅有房颤,可以通过射频消融或冷冻治疗等外科技术消除,手术成功率为75%左右,对于65~70岁以上的老年患者可置入生物瓣膜。

　　● **妊娠**:对于有生育要求的妇女,瓣膜的选择至关重要,需要医师、患者和家属共同慎重考虑。对于年轻女性患者来说,置入机械瓣膜是最合理和最佳的选择。然而,妊娠期间的抗凝治疗却会产生很多问题。妊娠早期(6~12周)使用华法林可能导致5%~10%的胎儿罹患华法林综合征(胚胎病)。为了避免这种严重疾病,妊娠6~12周(最初3个月)应停用华法林而使用肝素作为替代药物。妊娠的第4~6个月继续使用华法林是安全的。随后在妊娠的第36周应再次应用肝素来替代华法林。在华法林用量每天不超过5mg即可达到要求的INR水平时,罹患华法林综合征的危险很小。在这种情况下,在整个妊娠过程中都可使用华法林,至妊娠第36周用肝素进行替代。妊娠期间全程使用肝素对婴儿来说是安全的,但对于母亲却存在危险,因此不予推荐。

置入生物瓣膜的患者可以妊娠,但需注意两点。首先,母亲不可避免地面临因生物瓣膜早期退行性变而需再次手术的风险。其次,有报道指出可能会发生未能按预期的妊娠,而在后来生物瓣膜退行性变引起严重瓣膜疾病时才妊娠的情况。

妊娠患者在低温体外循环下进行心脏瓣膜手术,胎儿发育迟缓和死胎的发生率比较高,原则上应尽可能延缓外科手术,等到胎儿能够存活和可以进行剖宫产时再行心脏瓣膜手术。如果出现顽固性心力衰竭,必须行外科手术,应争取瓣膜修复成形,其次是自体瓣膜或同种瓣膜置换。

此外,也应考虑到个体要求、病情特点以及当地医疗条件对选择瓣膜置换装置的影响。

第二章
心脏瓣膜病的评估方法

　　不同心脏病的有效检查手段不尽相同。心电图检查使用方便,普及率高,能发现心肌缺血和心律失常,是冠心病诊断中使用最早、最常用和最基本的诊断方法,包括常规心电图、24 小时动态心电图、平板运动试验等。心脏超声心动图可以显示心脏内部结构有无异常、房室大小的变化以及血流的速度和方向,在先天性心脏病和心脏瓣膜病的诊断中具有重要的价值。心脏磁共振也是有效的检查手段,可用于心脏瓣膜病、心肌病、心包肿瘤、心包积液以及附壁血栓等疾病的诊断。如果怀疑冠心病,可以先做多排 CT 冠状动脉三维重建进行筛选,如果有问题再做冠状动脉造影检查以明确冠状动脉病变的严重程度,确定下一步治疗方案。

　　因而,对于心脏瓣膜病,最重要的检查手段是心脏超声心动图,对于年龄大于 50 岁或有冠心病心绞痛症状的患者,还要进行冠状动脉造影检查。

1. 什么是心电图

心电图的英文为 electrocardiogram,缩写为 ECG(英法)或 EKG(德)。心脏搏动时会产生生物电流,用心电图机从身体特定部位记录下来的这一电位变化图即心电图。心脏局部发生的电位变化沿着形成容积导体的组织到达体表,因此可从体表记录下来,一般是指以电极贴附于体表的特定部位,导出电位而记录下来波形。主要的导出方法是从两手导出第一导联(Ⅰ),右手、左脚导出第二导联(Ⅱ)和左手、左脚导出第三导联(Ⅲ)。

1856 年克利克和米勒首先直接在心脏上记录到心搏时产生的电流。1887 年瓦勒发现在身体表面也可记录到这种电流。1903 年爱因托芬首次用弦线电流计加以描记,使测定技术规范化,并用罗马字母命名心电图各波。此法经过后人的改进很快被应用于临床心脏病的诊断。

2. 哪些人需要做心电图检查

心电图检查是心脏检查中最基本的检查项目。心电图出现异常提示心脏功能有某种障碍。心电图出现异常波形时,医师可依据波形的变化来推测被测者可能罹患的疾病,如心律失常、心肌梗死、心房或心室肥大、电解质代谢失衡等。

对于年龄较大、体格较胖、血压长期较高,以及血清胆固醇、血脂增高的人,即使无任何症状,也需进行心电图检查。老年人因激动或饱餐等引起上腹部一过性疼痛时,应考虑心绞痛发作的可能,可描记心电图确定诊断。常表现有胸部烧灼感、闷胀感、压迫感、窒息感、沉重感、呼吸停顿感、刺痛、钝痛以及胸部有说不出的难受或上肢无力、麻木、游蚁感等疼痛性质不典型的人,也应该及时做心电图检查。常感觉心悸、心慌、自觉心脏有停搏感的人,以及近期内患过较严重感染的人,应该去医院检查心电图。年龄在 40 岁以上的人,即使无心脏病症状,也应进行心电图检查,以便日后一旦发病时对照。此外,所有心脏瓣膜病患者,术前均应进行心电图检查。

做心电图检查时,被测者仰卧于检查床上,解开上衣扣,裸上半身,露出手腕和脚腕,由医师在其胸前和四肢部位连接电极和导线。

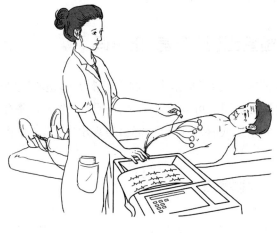

● 做心电图

3. 做心电图检查时应注意什么

做心电图检查时应注意以下几点：

● 检查时情绪保持稳定，平静呼吸，勿谈话及移动体位，保持安静及固定的姿势，全身肌肉放松，减少因肌肉震颤而引起的干扰；他人不能与被记录者发生皮肤接触，以免影响检查。

● 金属性物品，如手表、皮带扣、拉链、纽扣等会干扰检查，检查时应注意。

● 保持身体干爽，潮湿会干扰检查结果。

● 寒冷季节时，宜在有暖气的室内进行检查，避免患者因寒冷而造成干扰。

● 丝袜和裤袜可能造成导电不良，检查前应先脱掉。

● 在检查前1小时，不要抽烟、喝咖啡或浓茶等刺激性的饮料或进食刺激性的食物。

● 检查前不要做运动，受检者应平静休息5分钟后再接受心电图记录；紧急情况下可不休息，立即记录心电图。

● 心电图检查没有副作用，既不痛也不痒，更不会发麻，因此患者不必紧张。

4. 心电图检查出现"误差"正常吗

心电图检查出现"误差"也是常有的。最常见的是心肌肥厚,如对于左心肥厚或右心肥厚,心电图上可以表现出来,可是,一个人若兼有左心室、右心室肥厚,由于电位可相互抵消,所以也可能会表现出"正常心电图"。

5. 什么是X线检查

X线检查是应用X线透过人体后,使人体内部结构和器官在荧光屏或X线片上显出影像,从而了解人体解剖与生理功能及病理变化,以达到诊断的目的。

对于心脏瓣膜病术前检查的患者,需要拍摄正位(后前位)、左前斜和右前斜位X线胸片。

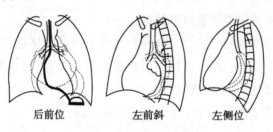

后前位　　　　　左前斜　　　　　左侧位

● 左心房增大的 X 线征象

拍右前斜位X线平片时,需要吞咽硫酸钡以显示心脏对食管有无压迫,借以评估左心房和左心室的大小。

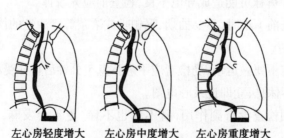

左心房轻度增大　　　左心房中度增大　　　左心房重度增大

● 左心房增大的 X 线分度

6. 什么是心脏超声心动图检查

心脏超声心动图(UCG)检查是利用超声波原理,对心脏形态、结构、功能状态及心腔大小进行判断的一种检查方法,同时还能记录血液流动的速率和方向。瓣膜狭窄会使血流速度加快,血流速度加快的程度与心脏瓣膜狭窄的程度呈正比;瓣膜关闭不全时血液会逆流,逆流的多少与瓣膜关闭不全的程度一致。

超声心动图检查无创伤、不疼痛。检查前患者不需要禁饮食,但不要暴饮暴食,不要剧烈运动,勿饮浓茶、咖啡、冷饮,不要吸烟饮酒。婴幼儿难以配合检查时,可用5%水合氯醛0.5~1.0ml/kg灌肠,待其入睡后进行检查。

检查时,患者不要紧张,全身肌肉放松,平稳呼吸,保持安静,不要说话或随意移动身体,以免影响检查结果。

超声因应用普及、操作简便以及显示心脏解剖结构和功能较优越而广泛应用于心脏瓣膜病的诊断,对瓣膜结构的显示优于磁共振(MRI),并可直接测量瓣口面积,目前仍是瓣膜病诊断的首选方法。

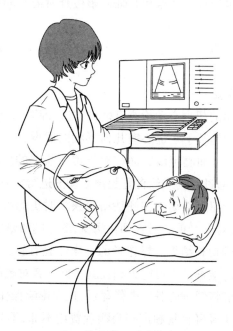

● 心脏超声心动图检查

7. 什么是经食管超声心动图检查 •------

经食管超声心动图(TEE 或 TOE)是将超声探头置入食管内,从心脏的后方向前近距离探查其深部结构。TEE 避免了胸壁、肺部气体等因素的干扰,可显示出更清晰的图像,从而提高对心血管疾病诊断的敏感性和可靠性,也便于心脏手术中进行超声监测与评价。

8. 超声心动图检查有哪些优缺点 •------

超声心动图的主要优点:

● 超声心动图所提供的诊断信息在一定程度上满足了临床治疗的需要。

● 超声心动图可以通过测量反流束的长度与宽度对瓣膜反流程度进行半定量评估。

● 超声心动检查较磁共振价格便宜,应用广泛,能在基层及中小医院对心脏瓣膜疾病进行临床初步筛查,并且可以多次重复检查。

● 超声心动图检查较磁共振和心脏造影检查所需时间短,检查时环境相对安静,患者耐受性高。

● 新式的三维超声心动图能立体显示瓣膜结构,动态显示瓣膜活动状态并可多方位显示。

超声心动图的不足:

● 目前广泛应用的超声心动检查有两种方法,即 M 型超声心动图和二维超声心动图。二者皆是基于一定心室几何形状的假设,使得测量的准确性在一定程度上受到限制。而测定瓣膜面积对于瓣膜狭窄的患者是非常重要的。目前,瓣膜狭窄可以通过经胸或经食管超声心动图进行检查,也可以经过有创心导管检查。经食管超声心动图在评估瓣膜狭窄时更为准确,但对超声探头放置水平要求较高,对于严重的瓣膜钙化病变,图像的质量会下降。

● 超声心动图的检查结果与操作者的临床经验有较大关系,不同操作者对同一患者所做出的检查结果可能大相径庭。操作者对超声诊断仪的设置与图像参数的个人调节将影响心脏的图像显示,进而影响操作者的诊断。

● 三维超声探头及经食管超声探头购置费用不菲,不是各级医院均能广泛配备的。

9. 实时三维(四维)超声心动图有哪些优缺点

三维超声心动图在检查心脏瓣膜疾病方面的优点:

● 可直观地显示主动脉瓣的立体形态,并且对瓣膜的完整性和与毗邻结构连续性的显示明显优于二维超声,从而提高了诊断的准确性。

● 对瓣膜穿孔的显示优于二维超声,并且能更直接地测量穿孔的大小。

● 能更形象地显示瓣膜的脱垂情况及测定脱垂的范围。

● 可直接显示瓣膜表面的情况。

● 可以准确、直观地反映人工瓣膜的形态、结构和功能的变化,是传统经胸二维超声心动图和经食管超声心动图的重要补充,同时也是一种能较准确定量评价左心室心肌质量的新技术。

三维(四维)超声技术的局限性:

● 需脱机处理,重建时间较长。

● 重建图像质量受二维图像分辨率的制约较大,如果二维图像模糊,则不能获得理想的三维图像。

● 三维重建过程灰度阈值及透明度调节不当会影响图像质量:当透明度及灰度阈值调节过低时,参与重建的体积像素数量增多,使图像分辨率降低;而当透明度及灰度阈值调节过高时,参与重建的体积像素数量减少,图像上会出现一些不应出现的缺损。

10. 什么是磁共振检查

磁共振(MRI)诊断被广泛应用于临床,并日趋完善。心脏大血管磁共振检查具有快速、省时及患者痛苦小的优点,可显示房室和血管的大小、内腔,并可观察血流动力学改变,有利于功能诊断,也可识别异常组织。

近年来,磁共振作为一种全新且有效的非侵入性检查技术逐渐用于心脏瓣膜病的诊断,并取得了瞩目的成绩。磁共振技术不仅可以应用于心脏病的形态学诊断,而且在心脏功能的定量分析方面也取得了进展,特别是在心脏瓣膜疾病的诊断和定量评价以及心脏瓣膜手术后的随访中发挥着越来越重要的作用。

11. 磁共振检查有哪些优缺点 ●┈┈┈┈┈┈

磁共振检查的优点:磁共振检查能诊断心肌梗死、心肌病、瓣膜病、心包病变、先天性心脏病以及心脏肿瘤等。心脏大血管病变检查首选磁共振,这是因为:①由于血流低信号或无信号,故在心脏内血液和心脏结构之间形成良好的对比;②由于磁共振的对比解析度高,故能清晰地分辨出心肌、心内膜、心包和心包外脂肪;③若用心电门控,可动态观察心动周期心肌活动状态;④无创伤,一般不需要造影剂,即可显示心房、心室和大血管腔,检查十分安全;⑤无需改变患者体位,即可获得任意的断层图像;⑥快速成像序列已能对心脏、大血管的运动状态进行观察,对心脏功能做出定量分析,若辅以超声心动图,则可确诊大多数复杂的心血管疾病。

磁共振检查存在的问题:目前,磁共振在主动脉瓣膜病变诊断中的应用还存在不足。磁共振检查时间相对较长,费用昂贵;可重复操作性不及心脏超声心动图;不可用于已经安装起搏器或者可置入性除颤器的患者;体内有金属异物,宫内节育环等患者不能进行检查;在评估主动脉狭窄的瓣膜面积时,会轻微高估瓣膜面积;患者有可能对造影剂过敏;检查时噪声较大及患者可能有幽闭恐惧症导致患者对检查耐受性差等。

虽然磁共振并不是最初用来评估心脏瓣膜病变的技术,但随着心脏瓣膜病患者的增多逐渐得到了广泛的应用。无创磁共振技术除了可以提供准确的、可重复的形态学信息外,还能提供狭窄和反流程度、心室的大小、心肌质量和心功能等定量参数,这种准确的信息对把握手术时机及时治疗,以及患者预后的判断都是非常重要的。

12. 什么是心导管及造影检查 ●┈┈┈┈┈┈

这种检查是将一根细而中空的导管通过前臂或腹股沟区的动脉或静脉血管在 X 线的导引下送入心脏或主动脉根部,进行压力和血流量测定,注入造影剂后,能在 X 线下评估心脏的泵血功能、瓣膜狭窄或反流情况、冠状动脉有无狭窄及狭窄的程度。随着心脏超声心动图的普及和技术的提高,心导管检查已很少用于心脏瓣膜病的诊断,但当怀疑冠状动脉狭窄或阻塞时,手术前必须进行冠状动脉造影检查。

冠状动脉造影是选择性地向左、右冠状动脉注入造影剂,从而显示冠状动脉走行和病变的一种心血管造影方法,是一项小手术,一般半小时左右即可完成。术前,患者需做一些常规检查,如心电图检查、心脏超声心动图检查和必要的抽血化验等。

医师在患者穿刺的部位进行局部麻醉,术中患者将保持清醒,有时医师需与患者进行交流,如嘱咐患者深吸气、咳嗽等,使造影剂充分显影。在注射造影剂的时候,患者会觉得全身发热,这是正常现象,不必紧张,只要与医师很好地配合,手术会很快结束。

术后,患者须在桡动脉穿刺部位加压包扎 6 小时,股动脉穿刺局部压迫 30 分钟后用弹力绷带(胶带)加压包扎 6～12 小时,并绝对卧床休息 12～24 小时,防止局部血肿形成。因为冠状动脉造影剂从肾脏排泄,为防止造影剂损伤肾脏,术后可以多饮水,促进造影剂排出。

13. 实验室检查包括哪些项目

手术前进行一些常规实验室检查是必要的,包括血、尿、便常规,肝、肾功能,电解质,凝血功能,血型以及肝炎、梅毒和艾滋病病毒等常规检查。

第三章
心脏瓣膜病治疗的历史演变

　　与人类与疾病抗争的历史相比,心脏瓣膜病的治疗历史虽然只有短短100余年,但硕果累累。100多年前,体外循环(人工心肺机)还未发明并应用于临床,便有外科医师开始探索闭式瓣膜狭窄交界分离术,但该技术真正起步则是20世纪40年代末的事了。体外循环发明后,20世纪60年代初,人们开始尝试人工瓣膜置换术。60年代中期,生物瓣膜开始应用于临床。70年代初,开始尝试瓣膜修复手术。80年代初,经皮瓣膜球囊扩张术获得成功,20年后,经皮主动脉瓣置入术获得成功。

　　我国心脏瓣膜手术自20世纪50年代初起步;60年代初人工机械瓣膜研制成功,并开始开展闭式二尖瓣交界扩张术;1965年开展了首例人工瓣膜置换术;1976年生物瓣膜研制成功。此后,心脏瓣膜外科在国内逐渐发展并普及。80年代后,瓣膜成形术也逐渐普及。由于观念和医疗环境的影响,目前国内瓣膜成形术和生物瓣膜应用比例偏低。

　　本章将带领读者回顾这段历史。

1. 前体外循环时代的心脏瓣膜手术

心脏瓣膜外科的历史大约始于 100 年前,当时风湿热非常盛行,人们对于风湿热所致的二尖瓣狭窄缺乏有效的治疗方法。Lauder Brunton 医师认为,外科手术可能会极大地改善严重心脏瓣膜疾病患者的预后。1902 年,Brunton 医师在柳叶刀杂志上撰文提出可通过外科手术扩大狭窄的二尖瓣口。

心脏瓣膜手术的第一次尝试是 1913 年 7 月 13 日由 Theodore Tuffier 完成的。Tuffier 医师试图用他的手指将升主动脉壁压陷以触及狭窄的主动脉瓣从而达到扩张的目的。传说他的手术获得了成功,而且他的患者顺利康复出院。

1923 年 5 月 20 日,Eliott Cutler 应用一种特殊的瓣膜刀为一名 12 岁的小女孩施行了二尖瓣狭窄交界切开术并获得了成功。不幸的是,此后 Cutler 医师的患者死亡率很高,不久他放弃了这种术式。

1925 年 5 月 6 日,一位名叫 Henry Session Souttar 的英国医师在伦敦采取了一种新颖的外科方法治疗二尖瓣狭窄,即瓣叶交界分离术:术中将食指插入左心房,松解融合的瓣叶交界,通过用手指撕裂交界的办法,成功地为一名年轻女性患者施行了二尖瓣交界分离术。但有学者谴责 Scouttar 医师的手术毫无意义。尽管术后患者的临床症状好转,心功能得到改善,但仍没能改变人们对该术式的错误观念。此后,Scouttar 医师未再进行其他类型有关二尖瓣狭窄手术方式的研究,也没有再做这种手术。

20 多年后,1947 年 12 月 4 日,Thomas Holmes Sellers 医师在伦敦通过由右心室导入剪刀完成了首例肺动脉瓣切开术。费城的 Charles Philamore Bailey 医师和波士顿的 Dwight Emary Harken 医师分别于 1948 年 6 月 10 日和 16 日独立成功完成了 1 例二尖瓣交界分离术。在欧洲,伦敦温布尔顿的 Claude Baron Brock 医师于 1948 年 9 月 16 日完成了其首例二尖瓣交界分离术。

最早用外科手术治疗多瓣膜疾病的是 Trace 等人。1952 年 5 月 2 日 Trace 医师先为一名 24 岁的女性患者行二尖瓣交界切开术,由于患者右心房严重扩大,术后恢复不好,遂于 2 周后又行三尖瓣交界切开术,术后患者恢复良好,且术后 1 年随访仍保持良好。

1954 年 Hufnagel 医师在《外科》杂志上发表了一篇论文,报道从 1952 年 12 月开始为 23 位主动脉瓣关闭不全的患者施行人工球笼瓣主动脉瓣替换术。在前 10 例患者中有 4 例死亡,后 13 例中 2 例死亡。Hufnagel 医师将球笼瓣用多点固定环固定在主动脉上以确保人工瓣膜不脱落。在体外循环和将人工瓣膜缝在主动脉瓣环位置上的方法出现之前,该术式是唯一的治疗主动脉瓣关闭不全的外科术式。

Brofman 医师于 1953 年行二尖瓣和三尖瓣交界切开术。Likoff 等医师于 1955 年发表了 74 例主动脉瓣和二尖瓣交界切开术及术后 2 年随访情况的论文。Lillehei 医师是报道在体外循环下行多瓣膜损伤修复术的第一人。他于 1956 年 5 月 23 日成功为一位 52 岁患有二尖瓣狭窄和主动脉瓣狭窄并关闭不全的男性患者行二尖瓣交界切开术和主动脉瓣成形术。Borman 医师于 1973 年 10 月为一名 4 个瓣膜均狭窄的 12 岁以色列小女孩施行了 4 个瓣膜交界切开术。

2. 体外循环时代的心脏瓣膜手术

直视下心脏瓣膜修复术及置换术是在人工心肺机出现之后才发展起来的。首例人工瓣膜置入术是在 1960 年完成的。贝塞斯达的 Nina Braunwald 医师和 Andrew Morrow 医师分别于 1960 年 3 月 10 日和 11 日在二尖瓣口置入自行设计的聚氨酯心脏瓣膜,但患者术后存活时间短暂。1960 年 9 月 21 日,波兰的 Albert Starr 医师在二尖瓣置入球笼瓣,患者长期存活。故多数学者认为,Albert Starr 医师是心脏瓣膜置换术的开创者。

1960 年 3 月 10 日,Dwight Harken 医师在波士顿完成了首例冠状动脉下主动脉瓣置换术,他用一个球笼瓣置换患者的病变主动脉瓣,并将其安放在冠状动脉窦的下方。Harken 医师在 1960 年的报道中所描述的技术与今天的主动脉瓣置换技术有很多相似之处。同一年,Starr 和 Edwards 医师也分别成功用自己设计的球笼瓣实施了二尖瓣置换术。

匹兹堡的 Robert Cartwright 医师于 1961 年 11 月 1 日用自己设计的球笼瓣完成了首例主动脉瓣和二尖瓣双瓣置换术。

1964 年,Starr 医师和同事们报道了 13 例多瓣膜置换术,其中一名患者在 1963 年 2 月 21 日进行了主动脉瓣、二尖瓣和三尖瓣置换术。Knott-Craig 等医师成功地为一名类癌患者实行了 4 个瓣膜置换术。

到 1967 年,大约移植了 2000 个 Starr-Edwards 球笼瓣,这种瓣膜成为当时所有其他人工机械瓣的参照标准。

20 世纪 60 年代,在首例机械瓣膜置入术获得成功后不久,Binet 医师开始研究组织瓣。伦敦的 Donald Nixon Ross 医师于 1962 年 7 月 24 日进行了首例冠状动脉下同种异体主动脉瓣置入术。2 个月后,新西兰奥克兰的 Brian Gerald Barratt-Boyes 医师又完成了 1 例同类手术。

1964 年 Duran 和 Gunning 医师在英格兰用异种猪主动脉瓣为一位患者行主动脉瓣置换术。用甲醛固定的异种瓣早期效果是好的,但几年后由于组织退化和钙化,这些异种瓣开始衰毁。Carpentier 医师和同事们用戊二醛固定异种猪主动脉瓣,并将瓣膜固定在支架上,从而出现了生物瓣。Carpentier-Edwarts猪瓣和 Angell-Shiley 生物瓣变得流行开来,并移植给了大量患者。

Alain Frederick Carpentier 医师研发了异种猪主动脉瓣,并于 1965 年同 Jean-Paul Binet 医师在巴黎共同完成了首例人类异种主动脉瓣置入术。1967 年,Capentier 医师与 Charles Dubost 医师合作完成了二尖瓣带支架异种瓣置入术;同年,Donald Ross 医师用患者的自体肺动脉瓣进行了主动脉瓣置换术,同时采用同种瓣重建右心室流出道。

1968 年,Hugh Bentall 医师和 Anthony DeBono 医师报道了手术治疗主动脉瓣环扩张症。他们采用缝合于铁氟龙(Teflon)血管上的 Starr-Edwards 机械瓣行主动脉瓣置换,并将冠状动脉开口吻合于人工血管上,然后采用主动脉腔内套叠术完成升主动脉置换术。

随着体外循环技术的发展,医师能够在直视下直接接触到病变的瓣膜,第一次使得二尖瓣关闭不全的外科治疗成为可能。二尖瓣成形术是由 Wooler、Reed 和 Kaye 等医师提出来的,Carpentier 和 Duran 医师在前者的基础上开创了二尖瓣人工瓣环成形术。

20 世纪 70 年代,很少有人涉足瓣膜修复术。慢慢地,随着技术的进步和临床的验证,二尖瓣成形术经受住了时间的考验。Carpentier 医师在这一领域中处于领先地位。他强调了仔细分析瓣膜病理分型的重要性,并详细描述了几种瓣膜修复技术及良好的近期和远期效果。

1966-1968 年,在海洛因成瘾者中暴发了一次感染性心内膜炎的小流行,患者死于难以控制的革兰阴性菌感染(通常是铜绿假单胞菌感染)。长期的抗生素治疗加上三尖瓣置换的死亡率是 100%。从 1970 年开始,Arbulu 医师为 55 名患者进行了手术,其中 53 名患者的三尖瓣被切去而没有置入人工瓣膜,另外 2 名患者还切去了肺动脉瓣而没有置入人工瓣膜。25 年后,这些患者的实际生存率为 61%。

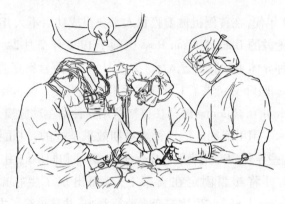

● 心脏瓣膜手术

3. 我国瓣膜外科发展史

　　1954 年 2 月,兰锡纯医师首先在国内施行了二尖瓣狭窄闭式交界分离术,并获得成功,标志着我国心脏外科由心外手术进入心内闭式手术阶段,推动了心脏外科的迅速发展。1957 年 3 月,石美鑫等改用右胸切口经房间沟做二尖瓣狭窄分离术,在治疗伴有心房颤动及左心房血栓、左心耳过小或再次手术的患者时有一定的优势。1960 年 12 月,顾恺时医师与上海手术器械厂协作制成了二尖瓣扩张器,并首先施行了经左心室途径行二尖瓣狭窄扩张术,提高了分离术的效果,在全国获得了迅速的推广和普及。

　　从 1963 年开始,上海第二军医大学和上海医疗器械研究所、上海硅橡胶制品研究所协作,研制国产球笼型心脏瓣膜,并于 1965 年 6 月由蔡用之医师首先在国内施行二尖瓣替换术,获得成功,开创了我国人工心脏瓣膜研制与临床应用的新纪元,扩大了心脏瓣膜病的手术治疗范围,促进了我国瓣膜外科的发展。1976 年 5 月,郭加强、朱晓东等医师研制用戊二醛处理的牛心包生物瓣膜成功,并首先用于替换病变的主动脉瓣,获得成功。1977 年,罗征祥、方大维等医师研制出异种猪主动脉瓣,并应用于临床,推动了生物瓣膜在我国的发展。1978 年,蔡用之医师与上海医疗器械研究所和兰州碳素厂合作,研制出国产侧倾碟瓣膜,经临床应用与鉴定,在国内推广应用。在此基础上,他又与兰州有关单位协作,在瓣架结构及加工工艺等方面进行了较大的改进,制成改良型侧倾碟瓣(简称 C-L 瓣),并大批生产,供全国应用,解决了国产机械瓣长期供不应求的局面。1985 年 5 月,朱晓东等医师与航天部 703 所共同研制出钩孔型斜碟式机械瓣膜,首先在北京阜外医院临床应用,并在全国推广。1987 年 7 月,肖明弟等医师应用抗生素灭菌与液氮冷藏保存同种主动脉瓣与肺动脉瓣,保留瓣叶和动脉壁的活性,用于重建心室流出道及瓣膜的功能以及复杂先天性心脏瓣膜病的矫正手术。1992 年,罗征祥医师报告研制成 St. Vincents 机械瓣膜,经临床应用,性能良好。1992 年 11 月,田子朴等医师研制成双叶机械瓣,临床应用 10 例,早期效果良好。上述研究成果标志着我国生物瓣膜与机械瓣膜的发展,推动了我国瓣膜外科的进步与普及。

关于瓣膜成形术,在我国也逐步开展起来,应用涤纶软环,可塑性金属环、Carpentier 环及弹性金属环施行二尖瓣关闭不全成形者,均有报告。1984 年以来,庄士才等医师对 161 例二尖瓣病变施行综合性修复术,对瓣环扩大应用软质环环缩术,最长随访 7 年,效果良好。1987 年以来,刘维永等医师应用研制的可塑性人工瓣环,施行二尖瓣关闭不全成形术 90 例,取得了良好的手术效果。1992 年 5 月,张新来等医师报告风湿性二尖瓣成形术 80 例,采用特制的瓣膜刀,削薄增厚的瓣叶,剔除钙斑,恢复瓣叶的活动度,纠正瓣下结构的病变,其中 80% 的患者应用改良 Carpentier 环进行综合成形术,术后早期效果良好。

4. 心脏瓣膜病诊治的里程碑事件

1950 年以前,临床对于瓣膜病主要是床旁诊断,了解其临床表现和疾病的自然过程,以对症治疗为主。1948 年 Bailey 和 Harken 医师同时分别开创了闭式二尖瓣交界分离术,治疗二尖瓣狭窄。

心导管技术发展的里程碑事件:右心导管术在 1950 年以前即已开始应用,50 年代起普遍推广,用于瓣膜病诊断、生理学分析和病情判断。1950 年 Zimmerman 医师开展逆行动脉左心导管术,使心导管检查更趋完善。1953 年 Seldinger 医师首创经皮导管插入法,使心导管的使用更加快捷方便。1959 年 Ross 医师发明经房间隔穿刺的左心导管法,以后应用于诊断和治疗。1960 年 Dodge 医师应用左心导管造影计算左心室容量和射血分数,对瓣膜病的功能状态和预后判断有很大的帮助。

心脏超声发展的里程碑事件:1954 年 Edler 首先将 M 型超声心动图用于二尖瓣狭窄的观察,70 年代发明二维超声心动图,70 年代后期增加了多普勒技术,90 年代增添了经食管超声心动图。超声心动图是心脏病诊断技术的重大发展,它能准确观察瓣膜的病变性质和程度,判定所引起的心脏组织和功能改变,查出一些并发症(如左心房血栓和感染性心内膜炎瓣膜上的赘生物),还可做瓣膜外科手术过程中的监测。超声心动图能无创性测算压力、流量、瓣口面积和心功能,现已大部分代替了心导管检查在瓣膜病诊治中的应用。

　　心脏瓣膜病外科手术发展的里程碑事件:1954 年 Gibbon 医师发明体外循环机以来,瓣膜手术获得了长足发展,手术可在直视下进行,治疗更加准确有效。1956 年 Lillehei 医师成功进行了直视下二尖瓣分离术治疗二尖瓣狭窄和二尖瓣成形术治疗二尖瓣关闭不全,提高了二尖瓣病变的外科治疗效果。1960 年是心脏瓣膜置换的里程碑,Harken 等医师与 Starr 等医师分别开创了瓣膜置换的外科手术。此后,人工瓣膜的材料和结构不断改进,功能更加完善。

　　心脏瓣膜病介入治疗的里程碑事件:1984 年 Inoue 医师首创用球囊导管扩大瓣膜口以治疗二尖瓣狭窄。2002 年,Cribier 等医师率先开展了经皮主动脉瓣膜置入术。2003 年,第一例经皮二尖瓣修复术(MitraClip 技术)完成。

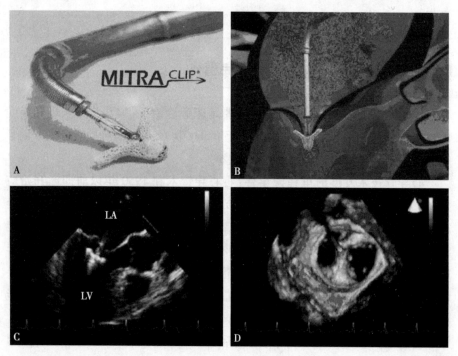

● 经皮二尖瓣修复术

第四章
人工瓣膜和成形环简介

　　心脏瓣膜手术主要指瓣膜置换术和瓣膜成形术。瓣膜置换术需要人工瓣膜，瓣膜成形术大多数情况需要人工瓣环或塑形带。人工机械瓣膜一般有4种，即笼球瓣、笼碟瓣、侧倾碟瓣和双叶瓣，目前临床主要使用双叶瓣。机械瓣耐久，但患者需要终身抗凝治疗。人工生物瓣多选用猪主动脉瓣或牛心包瓣制作而成。生物瓣的优点很多，包括患者不需要长期抗凝治疗，置换后接近正常的血流动力学效果等。但是，生物瓣膜容易发生钙化，导致材质弹性、韧性以及机械强度都发生很大变化，引起生物瓣失灵。本章除介绍各种心脏瓣膜的特点外，还简要介绍了人工瓣环和塑形带，以及硬质、半硬质和弹性人工瓣环和塑形带的区别和适用指征。

1. 什么是人工心脏瓣膜

心脏瓣膜是保证心脏推动血液循环定向流动的生物阀门。人工心脏瓣膜是指用机械或生物组织材料加工制造的一种用于替换患者病损心脏瓣膜功能的装置。

2. 人工心脏瓣膜分为哪几类

人工心脏瓣膜根据使用材料的不同分为两大类：一类是全部用人造材料制成的机械瓣；另一类是全部或部分用生物组织制成的生物瓣。

机械瓣膜是精心设计的用以替代病变瓣膜的人造瓣膜。现在我国在临床上常用的机械瓣膜主要是由热解碳材料制成的双叶瓣。像人体自身的瓣膜一样，机械瓣膜也有一个环以支持其瓣叶。机械瓣膜随心脏的收缩和舒张而开启和关闭，允许适当的血流自瓣膜流过。其优点是在人体内不发生老化、变形，耐久性好，预期使用寿命在50年以上；只有在极特殊情况下患者可能需要再次换瓣。其缺点是术后患者需要终身服用抗凝药物，必须留意可能发生的与抗凝不当相关的出血与栓塞等并发症，在服用抗凝药物期间须定期进行凝血功能监测。

生物瓣膜由动物心脏瓣膜或心包经过复杂的化学处理工艺制成，常取自猪的主动脉瓣或牛心包。瓣膜通常包裹在一层金属或塑料的框架上，称为支架生物瓣膜。其优点是采用中心血流方式，无噪音、开口面积大、开瓣压小、血液相容性好、反流率低，在人体内适应性好，术后抗凝治疗3~6个月即可。但其预期使用寿命只有10~15年，之后大部分人造生物瓣膜需要再次置换。一般，生物瓣膜仅供有抗凝禁忌及高龄（>65岁）患者使用。研制不需要抗凝治疗的人造瓣膜是当下心血管外科领域面临的热点课题。

生物瓣膜中还有一种组织瓣，使用的是另外一个人的瓣膜。这种瓣膜事先被仔细地冷冻保存，不须经过任何加工，可以直接植入患者体内。但受限于供体等原因，这种瓣膜应用很少。

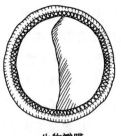

生物瓣膜 机械瓣膜

● 人工心脏瓣膜

3. 机械心脏瓣膜由哪几部分组成？常用哪些材料

机械瓣一般由 3 部分组成：阀体（瓣球或瓣片等）、瓣架和缝合环。

机械瓣的常用材料：

- 阀体（瓣球或瓣片）：热解碳、硅橡胶、不锈钢、高分子材料（聚氨酯）等。
- 瓣架：钛合金、不锈钢、热解碳、其他合金（如钨铬钴合金）等。
- 缝合环：聚四氟乙烯（Teflon）、涤纶（Dacron）等。

4. 机械瓣分为哪几种

当代广泛应用的机械瓣一般有 4 种，即笼球瓣、笼碟瓣、侧倾碟瓣和双叶瓣。目前主要使用双叶瓣，笼球瓣和笼碟瓣已很少使用。

5. 什么是笼球瓣

笼球瓣是 19 世纪 60~70 年代世界范围内应用最广泛的一种人工瓣膜。经过长期的研发，SE6120 型（M）二尖瓣和 SE1260 型（A）主动脉瓣分别于1966 年和 1968 年问世，目前一些医学中心仍在使用。这是一种最早的机械瓣，由 4 根（或 3 根）钨铬钴合金制成的笼架固定于瓣环上，构成封闭式球笼，笼内有一圆形硅胶（金属或热解碳）球为阀体，球体大于瓣环口，硅胶球在笼架内上下活动，构成瓣膜的启闭功能。

另一种著名的笼球瓣是 Starr-Edwards 笼球瓣（主动脉瓣 1260 型），它是世界上最早成功用于临床的机械笼球瓣，瓣膜关闭时硅胶球不是位于钛合金的瓣环上而是位于下方较小的笼架顶端，上下 2 个笼架的 3 根瓣柱相互分开。用于主动脉瓣置换的硅球是可以取出的，以便于外科置入。尽管以后性能更优的斜片式碟瓣和双叶式机械瓣相继问世并占据了临床应用的主要市场，但 Starr-Edwards 改良型 1260 和 6120 球笼瓣仍在世界范围内的人工机械瓣应用市场占有一席之地。

应用笼球瓣可显著改善患者的血流动力学状态，但血栓栓塞并发症较为多见。为克服该缺点，生产商研发了包布式笼球瓣。这类笼球瓣的瓣柱和瓣环均以聚丙烯网包绕，在置入体内的几周至几个月后即被新生内膜覆盖。整个笼球瓣除球阀外，其余支架部位均被内皮化，血液不再接触异物表面，血栓栓塞和溶血于置入术后的几个月到几年内较少发生。几年后，由于球阀和内皮化的瓣膜包布的强度不一致，包布易发生撕裂。包布破损和撕裂可能引起频繁的血栓栓塞事件及溶血的发生，患者需要再次行瓣膜置换术。

球笼瓣的其他问题是：跨瓣压差高；过瓣血流为侧流，形成涡流区，血栓栓塞率高；溶血；瓣架偏高，引起左心室流出道梗阻及室间隔刺激等。

6. 什么是碟瓣

20 世纪 60 年代后期，临床开始应用笼碟瓣，其闭合元件是位于笼架内的阀体（开放位）或密封的瓣环（关闭位）。此类瓣膜被大量生产并在临床使用，其工作原理基本一致，不同之处在于制作阀体、笼架和瓣环的材料，以及笼架的设计。

由不锈钢制成的较矮的笼架内是一片由硅胶或聚甲醛树脂（Delrin）制成的中心略厚的晶体样固片，优点是体积较笼球瓣小，置入操作相对简便，阀体开放阻力很小，闭合延迟极短（因而几乎没有反流）。但其跨瓣压差很大，血流动力学性能差，流经瓣膜的血流部分成湍流，因而更易导致血栓和溶血。碟片的活动容易被一些小的因素如瓣下结构、心内膜等所干扰，可以导致瓣膜机械障碍，由于碟片与笼架所选用的材料不合适，亦可导致某些型号的碟片边缘磨损或支架断裂。在 10 年左右的时间了，有近 20 种（包括几十种型号）碟笼瓣问世，尽管人们做了很大改进，但笼碟瓣仍逐渐退出了市场，没有一种能幸存至今。但是，这一代人工瓣膜开创了低瓣架设计的先例，为今后发展侧倾碟瓣(不论是单叶或双叶瓣)奠定了基础。

7. 什么是双叶瓣

自 19 世纪 80 年代中期开始,双叶瓣在全球范围内开始广泛应用,目前仍是最常用的机械瓣膜。双叶瓣的设计原理和工作机制基本相同,根据倾斜角度、枢轴设计、缝环材料和形状,以及瓣叶开放时深度的不同而分为多种类型。最著名和使用最多的双叶瓣是 1977 年进入临床的 St. Jude Medical 瓣(SJM 标准瓣),其两个热解炭瓣叶开放角度为 85°,闭合角度为 35°,瓣叶活动的横跨弧度达 55°。该瓣膜一直沿用最初的设计原理,仅增加了可旋转式缝环并对瓣环进行了一些改进。

双叶瓣环中间是由同性碳制成的两个菲薄的叶片,瓣口开放时两个叶片完全张开,血流几乎没有阻力,有效瓣口面积更大,血栓率比较低。

8. 已经有机械瓣膜了,为什么还要研制生物瓣膜

研制生物瓣膜是为了减少机械瓣相关的严重并发症,如血栓栓塞和抗凝有关的出血等。目前最常用的生物瓣膜是异种生物瓣膜,而同种异体生物瓣膜和自体生物瓣膜应用较少。

9. 什么是人工生物瓣膜

人工生物瓣是异种生物瓣,即从其他种属动物体内获取并制作的心脏瓣膜。异种生物瓣固定于由钨铬钴合金、钛合金或塑料制成的瓣架上。理想的瓣架应富有一定的弹性以减少机械应力,延长瓣膜的使用寿命。瓣架外包裹聚四氟乙烯或聚丙烯编织物以便于缝合。人工生物瓣多为猪主动脉瓣或牛心包瓣。

猪主动脉瓣是自供体将主动脉瓣环、瓣叶连同一部分主动脉壁一并取下,经过仔细修剪、剔除不必要的组织,用抗生素液冲洗并经戊二醛溶液处理后镶在有 3 个瓣脚的钛合金瓣架上制成的三叶瓣。

牛心包瓣是取6～18个月小牛的心包片，清除附着的结缔组织，经 Hanks 液漂洗及戊二醛液浸泡等处理后镶在有3个瓣脚的钛合金瓣架上制成的三叶瓣。一般认为，牛心包瓣的血流动力学及耐久性优于猪瓣，但牛心包瓣不是天然结构，长期处于非对称性循环交变应力的作用下，应力多次交替重复，瓣叶容易发生疲劳破坏，尤其在3个脚间的心包组织。由于缝针贯穿心包组织，破坏了材料的一致性，极易产生疲劳损伤而致撕裂，尤其是硬质瓣架，会加重这些损害。因此，新一代的牛心包瓣的支架全部改为弹性架，瓣架为低剖面，改善了血流动力学性能。

10. 生物瓣膜有哪些优缺点

生物瓣膜的临床应用始于1965年。使用生物瓣膜的主要起因是为了避免血栓栓塞或出血等并发症和长期口服抗凝药物带来的不便。生物瓣膜的优点很多，一般包括：不需要长期抗凝，置换后接近正常的血流动力学，以及能维持长期组织学与功能的完整性等。

生物瓣膜具有良好的流体动力学特性，即瓣口流道中流体的中心流特性。由于没有阻塞体，血栓形成的可能性非常低，并且不会破坏血液的有形成分；制作瓣膜的材料有很好的血液相容性，不会产生凝血、溶血以及形成血栓等良好特性，置入后患者不需要进行抗凝治疗，受到临床的欢迎。

但是，生物瓣膜容易发生钙化，其钙化类似组织的骨化过程，终极结果是以钙磷酸盐形式沉积在生物瓣材料上形成瓣膜的钙化。这是致使材质弹性、韧性以及机械强度都发生很大变化，造成生物瓣膜失灵的主要因素。

随着生物瓣膜使用的病例日益增多，失败的病例也随之增加，术后几年是零星发生的，随着时间的推移，失效将会加速，表现为结构改变、机械故障、劳损，特别是钙化。尽管如此，由于生物瓣置换后不需抗凝治疗和具有良好的血液动力学性能等优点，为机械瓣所不及，在临床上还是获得了广泛应用。

11. 生物瓣膜与机械瓣膜哪个更好

选择机械瓣膜或生物瓣膜，要从瓣膜各自的特点来考虑（表2）。目前临床上多以患者年龄为参考依据。年轻患者，多选用机械瓣膜；高龄患者，多选用生物瓣。

表2 机械瓣膜与生物瓣膜优缺点对比表

对比问题	机械瓣膜	生物瓣膜
瓣膜结构性衰坏	无	有
瓣周漏	无明显差别	无明显差别
瓣膜血栓发生率	高	低
血栓栓塞发生率	高	低
出血事件发生率	高	低
人工瓣膜性心内膜炎	无明显差别	无明显差别
远期死亡率	无明显差别	无明显差别
瓣膜相关死亡	无明显差别	无明显差别
瓣膜相关损害	多	少

12. 什么是人工瓣环和塑形带

　　人工瓣环或塑形带可缩小扩大的瓣环,使异常变形的瓣环恢复成椭圆形以保证瓣叶的正常关闭。瓣环的支持扮演着双重角色:缩小扩张的瓣环,使二尖瓣口面积趋于正常以便瓣叶对合,并且防止瓣环再次扩张而导致修复术失败。人工瓣环完全环绕瓣环,塑形带从左纤维三角到右纤维三角支持后瓣环。它们可以是可调的、硬质的、半硬质的或弹性的。弹性人工瓣环和塑形带通常附着在模板上得到支撑而防止打结时卷曲(可导致交界短缩)。当修复术的主要部分是继发于心肌病或慢性缺血性疾病的瓣环成形时,推荐使用闭环人工瓣环。

13. 什么是硬质或半硬质人工瓣环

　　Carpentier 设计的第一代人工瓣环是硬质的。瓣环的前后与左右直径比为 3:4,由钛材料包以聚酯编制而成。这种人工瓣环环绕瓣环并使其制动。

　　半硬质人工瓣环与硬质环瓣的设计相同,形状和比例相似,连接肌肉瓣环的部分有一定弹性,但变形能力有限。Sequin 半硬质人工瓣环是用高弹性和抗疲劳的有弹性的芯制成的。该人工瓣环固定于瓣环后允许变形。此外,还有商供半硬质塑形带。

新概念硬质环和半硬质环正在研究之中,如用于相对较明显缩小缺血导致的关闭不全的 P3 部位的非对称人工瓣环。

14. 什么是弹性人工瓣环

弹性人工瓣环和塑形带没有内在的形状,可以塑成瓣环的形状,不像硬质环的 D 形,而更具环形。弹性人工材料可防止人工瓣环放射性扩张,而不像硬质或半硬质人工材料限制三维运动。根据聚拢的多少,打结时二尖瓣口的直径可以调节。另外,一些弹性人工瓣环是可调整的,允许外科医师打结瓣环推下后圆周收紧。但是,Carpentier 反对用调整瓣环补偿不适当的修复技术。一些弹性人工瓣环既可用作人工瓣环,也可用作塑形带,允许必要时将人工瓣环的一部分切除。

15. 如何选择人工瓣环和塑形带

众多品牌的人工瓣环或塑形带,或硬质或有弹性,或圆周固定或可调整,差别不大。其选用主要取决于外科医师;在大多数情况下,任何人工材料均具有支持这一主要作用。一般情况下,在瓣叶修复本身减小瓣环圆周时,塑形带将提供良好的支持。在瓣环前部难以显露时,塑形带也是有用的。当外科医师依靠人工瓣环减小瓣环圆周时,完整的人工瓣环可能提供更有力的支持,如缺血性疾病或扩张型心肌病单纯瓣环成形术。硬质瓣环产生收缩期前向运动的倾向更大,而技术上限制后瓣叶的高度可防止此现象的发生。

第五章
心脏瓣膜病的治疗方法

心脏共有4个瓣膜,每个瓣膜均有狭窄或关闭不全两种基本病变,也可二者兼而有之。有些患者可能会有2个或2个以上的瓣膜发生病变,即联合瓣膜病变。

二尖瓣狭窄和关闭不全及主动脉瓣狭窄和关闭不全最为常见,主要原因为风湿性病变,退行性病变的发病率也在逐年升高。三尖瓣关闭不全多继发于二尖瓣狭窄。肺动脉瓣狭窄则多为先天性病变。

本章根据瓣膜病变发生率的高低,由高到低逐一论述。即先讨论二尖瓣狭窄和关闭不全,主动脉瓣狭窄和关闭不全,接着讨论三尖瓣狭窄和关闭不全,最后讨论肺动脉瓣狭窄和关闭不全。在对每种病变病因、病理生理和临床表现进行讨论的基础上,阐明内科治疗和外科手术原则以及手术指征和方法等。

1. 二尖瓣狭窄是怎么回事

二尖瓣狭窄是由于各种原因使心脏二尖瓣结构改变,导致二尖瓣开放幅度变小、开放受限或梗阻,引起左心房排血受阻,左心室回心血量减少,左心房压力增高等一系列心脏结构和功能异常改变的心脏瓣膜病。

二尖瓣狭窄程度分级:二尖瓣口面积 $1.5 \sim 2.5 cm^2$ 时为轻度狭窄,$1.0 \sim 1.5 cm^2$ 时为中度狭窄,$< 1.0 cm^2$ 时为重度狭窄。

超声心动图对二尖瓣狭窄的诊断有较高的特异性,除可明确有无二尖瓣狭窄及瓣口面积之外,还有助于了解心脏形态,判断瓣膜病变的严重程度并决定手术方案,并在观察手术前后改变及术后二尖瓣狭窄复发等方面也有很大价值。

预后主要取决于瓣膜狭窄程度、心房心室增大程度、心功能、基本病因、风湿活动复发以及是否出现并发症等情况。

本病目前尚无特效根治药物,早诊断、早治疗是关键,心脏介入手术(部分患者)及外科手术可以根治。

2. 什么原因会导致二尖瓣狭窄

临床上,绝大多数二尖瓣狭窄的病因为风湿性,是风湿热的后遗病变,但有明确风湿热病史者仅占 60% 左右。本病大多为慢性表现,二尖瓣发生狭窄病变多在风湿热首发 2 年以后。在儿童或青年期风湿热发作后,往往在 20 ~ 30 年以后才出现症状。风湿性心脏病患者中约 25% 为单纯性二尖瓣狭窄,40% 为二尖瓣狭窄合并二尖瓣关闭不全。约 2/3 患者为女性。本病在发达国家的发病率已明显减少。近年来,随着对风湿热控制的加强,我国二尖瓣狭窄的发病率也逐年下降。

其他少见病因主要有老年人的二尖瓣环或瓣下结构钙化。罕见病因有先天性畸形(如先天性孤立性二尖瓣狭窄,患儿很少活到 2 岁以上)、恶性类癌瘤、结缔组织疾病(如系统性红斑狼疮)、肠源性脂代谢障碍、多发性骨髓瘤等。

3. 风湿热为什么会导致二尖瓣狭窄

在风湿热病程中,从初次感染到形成二尖瓣狭窄一般至少需要 2 年,常在 5 年以上。多数患者的无症状期可达 10 ~ 20 年或更长。正常的二尖瓣口面积为 4 ~ 6cm^2,当二尖瓣受风湿病变侵袭后,随着时间的推移瓣口面积逐渐缩小。基本病变为二尖瓣叶增厚,交界粘连、融合,瓣下腱索挛缩,致二尖瓣口开放幅度变小、开放受限或梗阻。

当二尖瓣口面积缩小到 2.5cm^2 时,左心房压力增高以维持正常心排出量,导致肺静脉压和肺毛细血管楔压升高,出现活动时憋气。随病程进展,最终导致肺动脉高压和右心衰竭。

左心房进行性扩大易导致两种常见并发症:一是心房颤动,40% 左右的二尖瓣狭窄患者会发生房颤;二是左心房附壁血栓形成,20% 左右的患者有栓塞史。

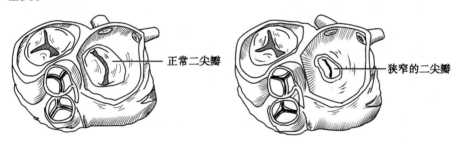

正常二尖瓣　　狭窄的二尖瓣

● 正常二尖瓣与狭窄的二尖瓣

4. 二尖瓣狭窄患者会有哪些不适

二尖瓣狭窄患者由于狭窄严重程度、病情进展速度、生活条件、职业、劳动强度和代偿机制不同,其临床表现可有很大差别,临床上主要症状包括:

(1) 呼吸困难:当二尖瓣狭窄进入左心房衰竭期时,可产生不同程度的呼吸困难。早期患者仅在重度体力劳动或剧烈运动时出现呼吸困难,稍事休息可以缓解,常不引起患者注意。随着二尖瓣狭窄程度加重,以后患者在日常生活甚至静息时也会感到气促,常有夜间阵发性呼吸困难发作。病情进一步发展,患者常不能平卧,需采取半卧位或端坐呼吸。上述症状常因感染(尤其是呼吸道感染)、心动过速、情绪激动和心房颤动而加剧。

(2)咯血:发生率为15%～30%,多见于中、重度二尖瓣狭窄患者,可有以下几种情况。

● 大咯血:是由于支气管黏膜下曲张的支气管静脉破裂所致。因肺静脉与支气管静脉间存在侧支循环,突然升高的肺静脉压可传至支气管小静脉,使后者破裂出血。肺静脉压突然升高常因妊娠或剧烈运动所诱发,出血量可达数百毫升,因出血后肺静脉压下降常自行终止,故极少发生出血性休克,但必须警惕咯血可能导致窒息。二尖瓣狭窄所致咯血多发生在肺淤血较早期,并非肺动脉高压的表现,后期因曲张的静脉壁增厚,大咯血反而少见。

● 淤血性咯血:常为小量咯血或痰中带血丝,因支气管内膜微血管或肺泡间毛细血管破裂所致。

● 粉红色泡沫痰:是急性肺水肿合并肺泡毛细血管破裂的特征性表现。

● 肺梗死性咯血:二尖瓣狭窄,尤其长期卧床和心房颤动者,因静脉或右心房内血栓脱落,可引起肺动脉栓塞而发生咯血,常为较稠的暗红色痰。

● 慢性支气管炎伴痰中带血:二尖瓣狭窄患者支气管黏膜常水肿,易引起慢性支气管炎。

(3)咳嗽:除非合并呼吸道感染或急性肺水肿,多为干咳,多见于夜间或劳动后,系静脉回流增加,加重肺淤血引起咳嗽反射;有时由于明显扩大的左心房压迫左支气管引起刺激性干咳。肺淤血和支气管黏膜水肿和渗出,加上支气管黏膜上皮细胞纤毛功能减退,易引起支气管和肺部感染,此时可有咳痰。

(4)心悸:常因心房颤动等心律失常所致。快速性心房颤动可诱发急性肺水肿,使原本无症状的患者出现呼吸困难或使之加重,而迫使患者就医。

(5)胸痛:二尖瓣狭窄并重度肺动脉高压患者可出现胸骨后或心前区压迫感或胸闷痛,历时常较心绞痛持久,舌下含服硝酸甘油多无效。其胸痛机制未明,二尖瓣狭窄手术后胸痛可消失。此外,二尖瓣狭窄合并风湿性冠状动脉炎、冠状动脉栓塞或肺梗死时也可有胸痛,老年人尚需注意是否同时合并冠心病。

(6)声音嘶哑:少见,左心房明显扩大、支气管淋巴结肿大和肺动脉扩张均可压迫左侧喉返神经,引起声音嘶哑。

(7)其他

● 疲乏无力:因二尖瓣狭窄,心排血量降低所致。

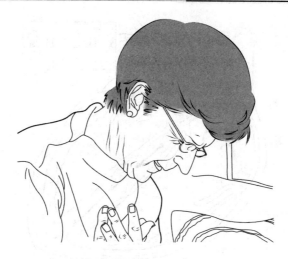

● 二尖瓣狭窄并重度肺动脉高压患者可出现胸痛

● **吞咽困难**:由扩大的左心房压迫食管所致。

● **血栓栓塞**:若左心房附壁血栓脱落,可引起动脉(脑及内脏)栓塞症状。

● **右心衰竭的相关症状和体征**:当右心受累致右心衰竭时,由于胃肠道淤血和功能紊乱,可致食欲减退;因肝淤血和肝功能减退可出现肝区疼痛、肝大、腹胀、下肢水肿、消瘦等表现。

5. 二尖瓣狭窄如果不及时治疗,会出现哪些并发症

● **心律失常**:以心房颤动较为常见,常由房性期前收缩(房早)发展为房性心动过速、心房扑动至阵发性心房颤动,再转为持久性心房颤动。其机制是由于左心房压力增高及风湿性心房肌炎症后左心房壁纤维化,致左心房肌束排列混乱,引起心房肌、心房传导束在不应期长短及传导速度上的显著不一致,产生折返激动所致。心房颤动的发生可降低心排血量,诱发或加重心力衰竭。慢性心房颤动可减少心房肌血供,久之可致心肌弥漫性萎缩,使心房颤动难以转复为窦性心律。

● **充血性心力衰竭**:右心室衰竭是本病后期的常见并发症及主要死亡原因。二尖瓣狭窄病程晚期50%～75%的患者发生充血性心力衰竭。呼吸道感染为诱发心力衰竭的常见原因,但在年轻女性患者,妊娠和分娩常为主要诱因。

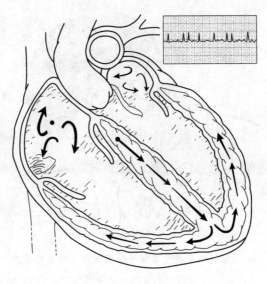

● 心房颤动

● **急性肺水肿**：这是中、重度二尖瓣狭窄严重而紧急的并发症，病死率较高。往往由于剧烈体力活动、情绪激动、感染、妊娠或分娩、快速心房颤动等情况而诱发。上述情况均可导致左心室舒张充盈期缩短和左心房压升高，因而使肺毛细血管压力增高，血浆易渗透到组织间隙或肺泡内，引起急性肺水肿。症状为急剧发展的气促，不能平卧，发绀，咳粉红色泡沫样痰，两肺满布湿啰音，有时伴喘鸣，患者有濒死感，可迅速发展至缺氧性昏迷及死亡。

● **血栓栓塞**：开展手术治疗前，至少20%的患者在二尖瓣狭窄病程的某一阶段可出现这种严重的并发症。其中，10%～15%的患者可因此而死亡。栓塞发生率可能与心排血量呈负相关，而与患者年龄和左心耳的大小直接有关。80%的二尖瓣狭窄伴心房颤动患者可发生全身性栓塞。如果窦性心律的患者发生血栓栓塞，应考虑一过性心房颤动及潜在感染性心内膜炎的可能性。血栓形成与瓣口面积无关。实际上，栓塞可以是二尖瓣狭窄的首发症状，也可发生于轻度二尖瓣狭窄，甚至出现在呼吸困难出现之前。35岁以上的患者合并心房颤动，尤其伴有心排血量降低和左心耳扩张是形成栓子的最危险时期，故应接受预防性抗凝治疗。

在近期有栓塞史的患者中，只有少数人在术中发现左心房有附壁血栓，所以似乎只有新鲜的血栓才会脱落。50%的血栓栓塞见于脑血管。冠状动脉栓塞可引起心绞痛或心肌梗死，而肾动脉栓塞可引起系统性高血压。有栓塞并发症的患者中,约25%可反复或多处发生栓塞。左心房内巨大的血栓可形成有蒂的球瓣样血栓,虽十分少见,但在特定体位可突然加重左心房流出道的阻塞,甚至引起突然死亡。左心房内有游离漂浮的血栓也可产生类似结果。上述两种情况常有随体位而改变的特征,且非常危险,常需急诊手术。

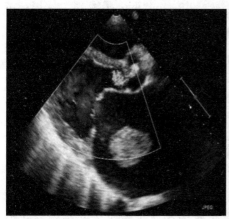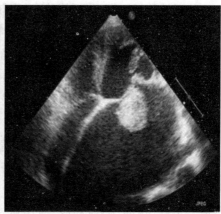

● *左心房球瓣样血栓*

● **肺部感染**:二尖瓣狭窄导致肺淤血、肺顺应性降低、支气管黏膜肿胀和纤毛上皮功能减退,肺间质渗出物常成为细菌良好的培养基,加上二尖瓣狭窄患者抵抗力低下,因此极易反复发生呼吸道感染,而肺部感染又可诱发或加重心力衰竭。

● **感染性心内膜炎**:单纯二尖瓣狭窄患者较少发生感染性心内膜炎,尤其在瓣膜严重狭窄、增厚和合并心房颤动者更为少见。其可能的原因是心房颤动、心力衰竭或严重二尖瓣狭窄,使血流速度减慢和(或)压力阶差变小,不易产生湍流和喷流现象,以致喷射效应和文丘里效应较弱,不利于形成赘生物,故感染性心内膜炎反而少见。但随着近年来器械检查和瓣膜手术的普遍开展,二尖瓣狭窄合并感染性心内膜炎也偶有报道。

6. 二尖瓣狭窄怎样进行内科治疗

对于二尖瓣狭窄处于不同病变阶段的患者,治疗的重点有所不同。

(1)左心房代偿期

● 防治风湿活动及治疗咽喉部链球菌感染。

● 避免剧烈活动和重体力劳动。有资料显示,活动时心率从 70 次/分钟增至 80 次/分钟时,房室跨瓣压差可增加 1 倍。

● 注意劳逸结合,饮食宜清淡和富含维生素,使心功能在较长时间内保持在代偿期,延缓病情进展。

(2)左心房衰竭期

● **慢性肺淤血期**:应适当休息,限制水、钠摄入。药物治疗以减轻前负荷为主,可给予利尿药,如氢氯噻嗪(双氢克尿塞,简称双克)25～50mg,1～2次/天;选用血管扩张药,以减少回心血量,可使用硝酸甘油 10～20mg 加入250ml 液体内缓慢静脉滴注;病情好转后,改为长效硝酸酯类口服,如单硝酸异山梨酯 20mg,2 次/天;可口服 β 受体阻滞剂,以减慢心率,延长心室舒张期。

● **急性肺水肿**:二尖瓣狭窄合并急性肺水肿的基础是左心房衰竭,尽管其临床表现与左心室衰竭性肺水肿相似,但两者在处理上既有相同点也有不同点。相同点包括均可应用半卧位、吸氧、四肢交替结扎止血带、注射吗啡或哌替啶、镇静、快速利尿、使用血管扩张药和氨茶碱及去除诱因等。不同点在于对于二尖瓣狭窄所致肺水肿,洋地黄的使用要谨慎,不能作为治疗急性肺水肿的首选方法。这是因为洋地黄的强心作用可使左、右心室收缩力均增强。二尖瓣狭窄时,左心室舒张期充盈比正常人少,左心室前后负荷不大,甚至比正常人还小,无需用洋地黄来加强其收缩力;而应用洋地黄后亦加强了右心室的收缩力,有可能使右心室射入肺动脉内的血量增多,导致肺水肿加重。

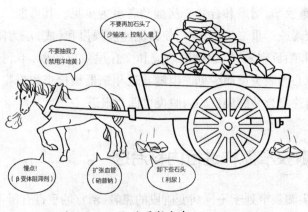

● 小马拉大车

对于二尖瓣狭窄合并急性肺水肿,仍可适量应用洋地黄,但仅限于合并快速性心房颤动、明显窦性心动过速和室上性心动过速者,其目的主要是用来减慢心室率而非增加心肌收缩力。若应用洋地黄后,心室率仍无明显降低,可在心电监护下以 2.5~5mg 美托洛尔或 2.5~5mg 维拉帕米用 5% 葡萄糖溶液 20ml 稀释后缓慢静脉注射,常可收到较好效果。

在血管扩张药方面,首选以扩张静脉为主的药物,如硝酸甘油 10~20mg 加入 5% 葡萄糖溶液 250ml 静脉滴注,以减少回心血量,改善肺淤血。如果内科治疗无效,有条件的单位可施行紧急经皮球囊二尖瓣扩张术或外科闭式分离术,以尽快解除瓣口狭窄。

● **二尖瓣狭窄合并大咯血**:一般处理原则包括:密切观察病情;预防窒息;平卧位;呼吸困难和缺氧者给予吸氧;适当使用止血剂,如卡巴克络(安络血)、酚磺乙胺(止血敏)、维生素 K 和氨基己酸等。但必须指出,临床上经常用于治疗肺源性咯血的垂体后叶素不宜使用,因为它有强烈的收缩血管作用,可使血压升高,增加肺动脉阻力,加重心脏负荷。相反,可应用血管扩张药治疗低肺静脉压力,可选用硝酸甘油 0.3~0.6mg 舌下含服,每 0.5~1 小时 1 次,或静脉滴注。此外,也可使用强力利尿药以降低肺静脉压力。内科治疗无效的大咯血可紧急施行经皮球囊二尖瓣扩张术。

● **二尖瓣狭窄合并血栓栓塞**:左心房附壁血栓的形成与左心房扩大程度及心房颤动持续时间呈正相关。对合并慢性心房颤动的患者,为预防左心房附壁血栓形成,宜长期给予抗血小板聚集药物,如阿司匹林 0.15~0.3g,每天 1 次,或氯吡格雷 75~150mg,每天 1 次,连服 3 个月后再改服阿司匹林维持,或二者合用。当慢性心房颤动合并左心房新鲜血栓形成时,其瓣膜病变符合隔膜型或隔膜增厚型特点,可在华法林抗凝治疗(维持国际化标准比值 INR 1.8~2.5)3~4 周后,考虑做经皮球囊二尖瓣扩张术。如果瓣膜病变符合隔膜漏斗型或漏斗型,则适用于做外科二尖瓣成形术或人工瓣膜置换术,但术后仍需抗凝治疗。

心房颤动复律后可能出现心房顿抑,恢复有效的心房收缩有时需要 3~4 周,因此,为了防止血栓脱落,复律后 3~4 周仍需继续抗凝治疗。风湿性心脏病合并心力衰竭时,对于那些既往有过 1 次或数次血栓栓塞病史及有发生血栓栓塞高危因素的患者(即心房颤动、曾行人工机械心脏瓣膜置换术的患者),抗凝治疗有助于预防静脉血栓形成及肺栓塞。但迄今为止,尚无有力的证据表明,对于既往无血栓栓塞史的窦性心律的患者,抗凝治疗能减少肺循环及体循环栓塞。发生血栓栓塞时,如果栓塞动脉较大,起病在 12 小时以内,患者心功能较好,手术野又可接近,可做动脉切开取栓术;内科治疗主要为抗凝治疗。

● **二尖瓣狭窄合并心房颤动**:如果为阵发性心房颤动,治疗药物首选胺碘酮,常可防止阵发性心房颤动发作,维持窦性心律,剂量为 0.2g,每天 3 次,持续 7 天后逐渐减量至 0.2g,每天 2 次,14 天后改为 0.2g,每天 1 次,以后持续用药至经皮球囊二尖瓣扩张术后或二尖瓣外科手术后,使二尖瓣跨瓣压差接近正常为止。如果为持续性心房颤动(指心房颤动持续时间超过 3 个月),若二尖瓣狭窄的机械梗阻不解除,则因极易复发,不宜做药物复律或电击除颤。

由于持续性心房颤动可引起心排血量降低约 30%,当并发快速型心房颤动时,宜迅速控制心室率,可给予毛花苷丙(西地兰)0.4mg 加入 10% 葡萄糖 20ml,缓慢静脉注射。待心室率减慢后,可给予地高辛 0.25mg,每天 1 次口服,长期维持,使心室率在静息状态下维持在 60 ~ 80 次/分钟,日常活动时 <100 次/分钟。目前推荐用胺碘酮控制或转复心律,先在 1 小时内静脉推注或泵入 150 ~ 300mg,随后将 450 ~ 600mg 用 5% 葡萄糖或生理盐水稀释后于 23 小时内泵入;同时开始口服胺碘酮,剂量 0.2g,每天 3 次。静脉与口服给药重叠 48 ~ 72 小时。对于在经皮球囊二尖瓣扩张术或二尖瓣外科手术后仍未恢复窦性心律的持续性心房颤动,可考虑采用电击复律或药物复律。

(3)经皮球囊二尖瓣扩张术:二尖瓣狭窄治疗的根本问题在于解除瓣口机械性狭窄,降低跨瓣压差,药物治疗只能暂时减轻症状,无法根治和控制病情的进展,要解除瓣膜狭窄必须采用经皮球囊二尖瓣扩张术或外科手术进行瓣膜修复或置换术。

7. 先天性二尖瓣狭窄的手术指征是什么

先天性二尖瓣狭窄可分为 3 型:Ⅰ 型狭窄位于瓣环及瓣叶;Ⅱ 型狭窄位于腱索平面,称降落伞型二尖瓣;Ⅲ 型狭窄位于乳头肌平面,腱索缩短相互融合,与粗大的乳头肌相连接。

先天性心脏瓣膜病尽可能先用内科治疗,维护心功能,控制心力衰竭,待患儿长大后再手术。但对心力衰竭反复发作、难以控制者,瓣膜手术可为患儿提供生存机会。频发的充血性心力衰竭是先天性二尖瓣狭窄的最常见手术指征,原则上Ⅰ型狭窄可先试做二尖瓣球囊扩张或直视成形术,直视成形术效果不理想者选择瓣膜置换术。Ⅱ型及Ⅲ型狭窄,在直视下尽可能进行成形手术,成形失败者进行瓣膜置换手术。

8. 后天性二尖瓣狭窄的手术指征是什么

● **临界心功能状态**:二尖瓣狭窄患者若稍有负荷即症状加重,意味着心功能代偿已处于临界状态,应该予以手术,以阻止病情的发展。

● **心房颤动**:心房颤动在二尖瓣狭窄合并关闭不全时发生率最高,其次是单纯二尖瓣狭窄,单纯二尖瓣关闭不全患者发生率较低。心房颤动给患者带来几个方面的严重问题:①心房颤动使左心房收缩功能丧失,导致心排量降低20%～25%;②心房颤动的出现,使临床症状恶化,尤其在房颤发生早期,快速心率可以引发肺水肿;③心房颤动增加了发生左心房血栓及栓塞的机会,与窦性心律者相比约增加7倍。临床多发性房早的出现往往是房颤发生的先兆,适时进行手术治疗,可以避免房颤及有关并发症的发生。

● **栓塞合并症**:在二尖瓣狭窄患者中发生率较高,是二尖瓣关闭不全患者的4倍。有左心房血栓或有栓塞病史的二尖瓣狭窄患者,即使无症状,也应该进行手术。

● **肺动脉高压**:大部分肺动脉高压患者,术后肺动脉压力虽然不能立即恢复至正常,但能逐步下降,其程度取决于肺血管病变的严重程度。手术必须于肺血管发生严重病变之前进行。尚有一部分二尖瓣狭窄伴严重肺动脉高压的患者,虽从未出现肺动脉高压的症状,却存在肺动脉高压的体征和右心室肥厚,静息时即存在低心排出量。对于这样的患者,即使无症状,也应该手术。

9. 二尖瓣狭窄的外科治疗方法有哪些

● **闭式二尖瓣交界分离术**:闭式二尖瓣分离术的适应证、禁忌证、疗效与经皮二尖瓣球囊扩张成形术(PBMV)大致相同,而PBMV创伤小、恢复快,更易为患者所接受。近年来因PBMV的广泛开展,已经很少施行闭式二尖瓣交界分离术。

● **直视二尖瓣交界分离术**：二尖瓣狭窄合并二尖瓣关闭不全，或不能准确除外心房内血栓，或瓣膜重度钙化，或疑有腱索重度融合缩短时，应进行直视下二尖瓣交界分离术。

● **人工心脏瓣膜置换术**：二尖瓣狭窄，心功能3~4级，且合并明显主动脉瓣病变和(或)二尖瓣关闭不全，导致左心室明显扩大，或瓣膜广泛重度钙化以致不能行分离修补成形术的患者，应施行人工瓣膜置换术。

10. 主动脉瓣狭窄是怎么回事

主动脉瓣是心脏瓣膜中功能最重要的瓣膜，是心脏搏出血液通往全身的闸门。一旦主动脉瓣出现狭窄，心脏搏出血液受阻，一则心脏需要用更大的搏出力量，二则心脏搏出的血液量减少，就会引起全身器官供血不足，表现为头晕、眼花、乏力、胸痛等症状，严重的甚至引起突发性晕厥、猝死等，是老年人常见的心血管疾病，应引起患者的高度重视。

主动脉瓣狭窄是由风湿性、先天性畸形、瓣膜结构老化等原因导致主动脉瓣病变，使其开放受限。随着病变的进展，临床上可出现主动脉瓣狭窄三联征，即劳累性呼吸困难、心绞痛和晕厥。主动脉瓣狭窄最好的检查方法是超声心动图。

主动脉瓣狭窄是所有瓣膜病变中预后最差的一种。未治疗的患者，由于瓣叶交界区粘连，瓣叶纤维化及钙化，瓣口面积逐渐缩小。

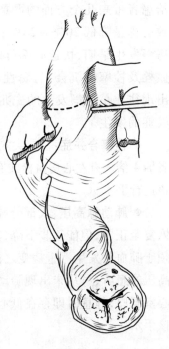

● 主动脉瓣狭窄

一旦出现临床症状，平均生存时间仅为3~5年，出现心力衰竭者，多在1~2年内死亡。因此，主动脉瓣狭窄患者一旦出现症状，应积极进行手术治疗。

11. 什么原因会导致主动脉瓣狭窄

主动脉瓣狭窄按照病因可分为风湿性主动脉瓣病变、先天性主动脉瓣发育异常和退行性主动脉瓣病变。

● **风湿性主动脉瓣病变**：单纯的风湿性主动脉瓣狭窄很少见，多合并二尖瓣的风湿性病变。目前，在西方发达国家，由于风湿热的发病率显著降低，风湿性主动脉瓣狭窄已十分罕见，在我国也呈下降趋势，但现阶段仍是主动脉瓣狭窄的主要病因。

● **主动脉瓣的先天畸形**：常见的是主动脉瓣膜二叶瓣畸形。正常主动脉瓣膜为三叶结构，有些患者在胎儿发育过程中，有两个瓣叶融合，形成二叶瓣畸形。在患儿出生早期，瓣膜功能尚正常，但随着年龄的增长，逐渐出现瓣膜增厚、钙化，发生狭窄。

● **退行性主动脉瓣病变**：此类主动脉瓣狭窄多发生在年龄超过65岁的患者，是由瓣膜结构老化所致，是身体老化的一个重要表现。随着我国人口老龄化，主动脉退行性病变患者数量逐年增多。

12. 主动脉瓣狭窄的严重程度是如何进行分级的

主动脉瓣狭窄可按照瓣口狭窄的程度进行分级（正常成年人主动脉瓣口面积为 $3.0 \sim 4.0 \text{cm}^2$）。瓣口面积 $> 1.5 \text{cm}^2$ 为轻度狭窄，瓣口面积 $1.0 \sim 1.5 \text{cm}^2$ 为中度狭窄，瓣口面积 $< 1.0 \text{cm}^2$ 为重度狭窄。也有根据瓣膜的跨瓣压差进行分级的（正常收缩期跨瓣压差 $< 5 \text{mmHg}$），峰值跨瓣压差 $20 \sim 25 \text{mmHg}$ 为轻度，$25 \sim 50 \text{mmHg}$ 为中度，$> 50 \text{mmHg}$ 为重度。

13. 主动脉瓣狭窄有哪些临床表现

主动脉瓣狭窄早期常无症状，而在体检时心脏听诊发现心脏杂音，典型的体征是在主动脉瓣听诊区听到一个收缩期递增-递减型喷射性杂音，向颈部传导，常伴有收缩期震颤。随着病变的进展，可出现主动脉瓣狭窄的临床三联症——劳累性呼吸困难、心绞痛和晕厥。

● **劳累性呼吸困难**：是主动脉瓣狭窄患者最常见的主诉，其发生与心功能失代偿、左心房及肺静脉压升高引起的肺淤血有关，也有患者出现乏力、头晕等供血不足表现。

● **胸痛（心绞痛）**：作为唯一的临床症状或与其他症状合并出现，发生在50%～70%的患者中，在合并有冠心病的患者中更为多见，其表现的疼痛与心绞痛症状一样，也有胸骨后压榨感，因为两者引起疼痛的机制是相同的，但是主动脉瓣狭窄的胸痛服用硝酸甘油不能缓解，甚至还会加重病情，因此应特别引起重视，在胸痛原因没有明确前不要滥用硝酸甘油。

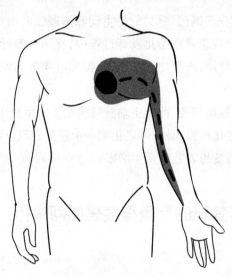

● 心绞痛典型疼痛部位

主动脉瓣狭窄患者如果胸痛频发，则有发生猝死的可能。这是心脏突然供血不足引起心脏恶性室性心律失常的结果，是引起主动脉瓣患者死亡的最主要原因，也是有症状的主动脉瓣狭窄患者潜在的最大风险。

● **晕厥**：30%～50%主动脉瓣重度狭窄的患者会出现轻微的或一过性的晕厥。早期表现为黑蒙、头晕，这是脑部供血不足的主要表现，严重狭窄的患者可出现晕厥，这也是主动脉瓣狭窄患者的另一潜在风险。

14. 主动脉瓣狭窄能进行内科治疗吗

主动脉瓣狭窄疾病早期常没有临床症状，有的重度主动脉瓣狭窄患者也没有明显症状,但有猝死和晕厥等潜在风险,因此把握手术时机很关键。

对于主动脉瓣狭窄,很少用药物治疗。特别注意,不要乱服降血压药物,否则可能诱发猝死和晕厥。手术治疗是本病最终有效的治疗手段,应根据患者的病史、症状、手术危险性和手术后可能的结果进行综合评估,制订合理的治疗方案。

(1)无症状的轻度主动脉瓣狭窄:由于猝死概率很低,预后亦较好,无需药物治疗,一般也不主张手术治疗,但应临床随诊,评估病情进展。

(2)无症状的中到重度主动脉瓣狭窄:因为有发生严重心律失常和猝死的危险,患者应避免从事剧烈活动或过度精神紧张,并严密随访,及早发现病情进展的体征,应每隔 6~12 个月随访 1 次,做超声心动图检查,以了解瓣口面积、跨瓣压差以及左心功能的变化。

对于这类无症状的患者,做主动脉瓣替换的明确指征是:

● 中、重度主动脉瓣狭窄的患者需做冠状动脉搭桥术时。

● 中、重度主动脉瓣狭窄患者需做其他心脏瓣膜手术或主动脉手术时,尤其是风湿性二尖瓣严重狭窄合并主动脉瓣中度狭窄的年轻患者。

● 渴望从事体育活动并且存在大的跨瓣压差的重度主动脉瓣狭窄患者。

(3)有症状的主动脉瓣狭窄:主动脉瓣狭窄一旦出现临床症状,病情常迅速进展,预后不良。尽管可以采用药物治疗,但也不能延长患者寿命。国外的多中心临床研究比较了内科治疗的效果,发现主动脉瓣狭窄一旦出现症状,2年以内发生猝死的概率很高。手术治疗是此类患者解除临床症状、改善左心室功能、延长寿命的唯一有效手段。

15. 先天性主动脉瓣狭窄的手术指征是什么 ●

● 婴幼儿主动脉瓣狭窄患者,瓣口面积 $<0.4cm^2$,主动脉瓣跨瓣收缩期峰值压力阶差 $>75mmHg$,为重度狭窄,应该予以急诊手术,做瓣叶交界切开术。否则极易发生心力衰竭与猝死。

● 轻度或中度狭窄患者若出现下列情况,应该手术:①反复出现昏厥或心绞痛;②有运动性心悸、气短,心电图有左心肥厚和劳损,胸骨右缘第二肋间扪及收缩期震颤,测量主动脉瓣峰值跨瓣压力阶差 $>50mmHg$;③瓣膜钙化或细菌性心内膜炎,合并关闭不全。

16. 后天性主动脉瓣狭窄的手术指征是什么

● 重度狭窄：有效瓣口面积 $< 0.7cm^2$ ，收缩期峰值跨瓣压力阶差 $\geq$ 50mmHg 者，不论有否症状，左心功能是否受损，应予手术。

主动脉瓣重度狭窄患者经检查确定有以下情况时，应限期手术：①因瓣口严重狭窄，跨瓣压力阶差 $\geq$ 75mmHg；②发生左心衰竭；③频繁出现晕厥、心绞痛等症状。出现上述情况的患者容易猝死。

● 中度狭窄：心电图示左心室进行性肥厚劳损，超声检查证明心室壁肥厚进行性加重，应该进行手术治疗。

● 主动脉瓣狭窄合并瓣叶钙化、关闭不全或心内膜炎者，应及时手术。

● 左心肥厚劳损，并伴肺静脉高压，左心室收缩功能已出现减退者，应予手术。

● 因其他瓣膜手术，即使轻度主动脉瓣狭窄或瓣叶有病理性损害，主动脉瓣亦应予以手术。

17. 主动脉瓣狭窄如何进行手术治疗

主动脉瓣狭窄病变主要的手术方法是瓣膜置换术，也有少量行球囊扩张术，但其效果十分有限，而且远期效果很差，且有发生瓣膜关闭不全的并发症，因此已基本被弃用，只是用于少数青少年患者。

瓣膜置换术治疗主动脉瓣病变技术已十分成熟，手术的成功率也很高。在国外及国内大的心脏外科中心，主动脉瓣置换手术的成功率都在98% ~ 99%或以上，而且效果良好。尤其对于严重主动脉瓣狭窄的患者，置换瓣膜后，其心脏的阀门突然打开，症状会立即且明显改善，手术后症状消失，生活能力明显提高，是所有瓣膜疾病中治疗效果最佳的。

对于大多数患者及家属来说，最疑惑的是如何选择人工瓣膜的问题。目前临床上使用的瓣膜有机械瓣和生物瓣两大类，机械瓣寿命长，但患者需要长期服用华法林抗凝。这就带来了由于抗凝导致的血栓形成和出血的并发症，给生活带来不便，影响生活质量。对于年轻女性患者，抗凝后引起月经量的增加，妊娠和分娩过程也存在很多问题。而生物瓣寿命有限，目前国际上使用的生物瓣平均寿命在10 ~ 15年，已有明显改善，但仍会有再次手术的顾虑，尤其是年轻的患者；在国外，生物瓣的使用比较普遍，而在国内比较受老年人的欢迎。

专家建议：对于育龄前的女性患者最好选择生物瓣，一则对怀孕生育没有太大的影响，二则现在心脏手术技术已经十分成熟，即使换两次瓣膜也没有太大的风险，三则随着介入治疗瓣膜的诞生和发展，以后会出现通过介入技术将新型瓣膜置入生物瓣内的技术，将大大降低手术风险。

18. 二尖瓣关闭不全是怎么回事

二尖瓣正常关闭依赖于其瓣叶、瓣环、腱索、乳头肌及左心室结构和功能的完整性与协调性，其中任何一部分发生结构异常或功能失调，均可导致二尖瓣关闭不全。

二尖瓣关闭不全最常见的病因为风湿性，由于反复风湿性炎症所遗留的二尖瓣瓣膜损害，使瓣膜发生僵硬、变形，瓣缘卷缩，瓣口连接处发生融合及缩短，同时伴腱索、乳头肌的缩短、融合或断裂，造成二尖瓣的闭合不全，从而引起血流动力学的一系列改变。

二尖瓣关闭不全临床上大多为慢性过程。预后主要取决于瓣膜关闭不全的严重程度，心房、心室增大情况，心功能，基本病因，风湿活动复发以及是否出现并发症等情况。

超声心动图是检查二尖瓣关闭不全的最好方法。超声心动图可以提供基本资料，如二尖瓣关闭不全的严重程度、病因、二尖瓣结构形态、左心室功能以及伴发的瓣膜病理改变。

本病目前尚无特效药物，只有外科手术治疗可以根治，早诊断、早治疗是关键。

19. 什么原因会导致二尖瓣关闭不全

二尖瓣关闭不全最常见的病因为风湿性心脏瓣膜病，占全部二尖瓣关闭不全患者的1/3，其中约1/2合并有二尖瓣狭窄；二尖瓣关闭不全占风湿性二尖瓣病变总数的1/3；多发生于20～40岁，女性较多见。

常见病因包括二尖瓣脱垂、二尖瓣退行性变、二尖瓣环钙化、心肌缺血导致的乳头肌功能衰竭、左心室增大导致的功能性二尖瓣关闭不全、感染性心内膜炎、先天性二尖瓣畸形等。

其他少见病因有系统性红斑狼疮、类风湿性关节炎、肥厚性梗阻型心肌病、强直硬化性脊椎炎等。

急性二尖瓣关闭不全：多因腱索断裂、瓣膜毁损或破裂、乳头肌坏死或断裂以及人工瓣膜替换术后开裂而引起。可见于感染性心内膜炎、急性心肌梗死、穿通性或闭合性胸外伤及自发性腱索断裂等。

20. 二尖瓣关闭不全时会有哪些临床症状

无症状和轻微症状二尖瓣关闭不全的自然病史可持续几十年。死亡或需要外科手术的发生率与病程演变的快慢以及心功能状态相关。慢性二尖瓣关闭不全的症状与瓣膜病变的程度、左心功能状态有关。随着病情的发展，患者会逐渐出现劳累性呼吸困难、咳嗽、心悸等症状，严重者会出现端坐呼吸或夜间阵发性呼吸困难。一旦发生心力衰竭，则病情进展迅速加快。

● 轻度二尖瓣关闭不全：多无明显自觉症状，或仅有劳力性心悸、气促，无症状期可较长。

● 中度以上二尖瓣关闭不全：可出现疲倦、乏力和心悸、活动后气促等症状。

● 重度二尖瓣关闭不全：可出现劳动性呼吸困难、疲乏、咳嗽、咯血、端坐呼吸等，活动耐力显著下降。急性肺水肿、咯血和右心衰竭时可出现肝脏淤血肿大，有触痛、腹胀、食欲下降、黄疸，双下肢水肿、胸/腹腔积液等。

● 急性二尖瓣关闭不全：可很快发生急性左心衰竭和肺水肿。

21. 二尖瓣关闭不全如果不及时治疗，会出现哪些并发症

中、重度二尖瓣关闭不全，如治疗不及时，会出现以下并发症：

● 呼吸道感染：长期肺淤血易导致肺部感染，可进一步加重或诱发心力衰竭。

● 心力衰竭：是常见并发症和致死的主要原因。

- 心房颤动：常见于慢性重度二尖瓣关闭不全患者，出现较晚。
- 感染性心内膜炎：细菌感染可导致瓣环周围脓肿、瓣叶穿孔、腱索断裂，甚至瓣膜装置毁损。
- 栓塞：由于附壁血栓脱落而致，脑栓塞最为多见。

22. 二尖瓣关闭不全怎样进行内科治疗

(1) 一般治疗原则

- 对于二尖瓣关闭不全病情较轻、无症状者，可追踪观察，注意预防风湿热复发和感染性心内膜炎。若左心房、左心室已扩大，可用血管扩张剂，以减少二尖瓣反流。
- 合并心力衰竭时，按充血性心力衰竭进行治疗。
- 具有外科手术适应证者，应进行瓣膜成形术或瓣膜置换术。

(2) 药物治疗原则

- 对于早期较轻患者，以口服地高辛、利尿剂、扩张血管药物及其他辅助药物为主。
- 对于较重患者，先静脉注射洋地黄类正性肌力药，再口服维持，同时给予利尿剂、扩张血管药物及其他辅助药物。
- 对于危重患者，先静脉注射洋地黄类正性肌力药、利尿剂、静脉滴注扩张血管药物等，待病情稳定后再改为口服药物。

(3) 内科治疗原则

慢性二尖瓣关闭不全

- 对轻、中度二尖瓣关闭不全患者，应预防风湿活动复发，在进行手术和器械操作前后及时应用抗生素预防感染性心内膜炎。
- 出现心力衰竭者，应避免过度的体力劳动，限制钠盐摄入，可适当使用利尿剂、洋地黄、血管扩张剂，包括血管紧张素转换酶抑制剂等。
- 对有心房颤动、伴体循环栓塞史者，可长期应用抗凝药物，防止血栓栓塞。
- 减慢心室率的药物及抗心律失常的药物可用于合并心房颤动的治疗，洋地黄与 β - 受体阻断药是控制心率的主要药物。
- 对无症状的慢性二尖瓣关闭不全、左心功能正常者，无需特殊治疗，但需长期随访。

急性二尖瓣关闭不全

● 药物治疗：应用减轻心脏后负荷（如血管扩张剂、血管紧张素转换酶抑制剂等）、降低肺动脉高压（如硝普钠、硝酸甘油等）等药物治疗。

● 经皮主动脉内球囊反搏（IABP）治疗。

23. 二尖瓣关闭不全的手术指征是什么

急性二尖瓣关闭不全常导致心源性休克，需急诊手术治疗。

慢性二尖瓣关闭不全手术指征为：

● 无症状的中度二尖瓣关闭不全患者，出现以下任何一种情况即应手术：①左心功能有减退，左心室射血分数 <0.55；②左心室扩大，左心室收缩末直径 >50mm，左心室舒张末直径 >70mm；③静息状态下出现肺动脉高压；④近期心房颤动发作。

● 有症状出现的患者，不论心功能正常或异常，均应予以手术治疗。但当左心室射血分数 <0.3 时，是否手术，应视患者具体情况个别处理。

● 无症状、中度关闭不全的患者，左心室收缩末直径 <50mm，舒张末直径 <70mm，左心室射血分数正常，应该每 6 个月随访一次，一旦出现异常情况，应进行手术治疗。

24. 主动脉瓣关闭不全是怎么回事

正常主动脉瓣由 3 个半月形瓣叶及对应的 3 个主动脉窦组成。每个瓣叶的基底部均呈半圆弧形悬吊于主动脉壁上，紧密对合，可有效防止血液自主动脉向左心室反流。主动脉瓣叶、瓣环、主动脉窦、瓣交界联合和窦管交界共同维持主动脉瓣的正常工作，其中任何一个部分发生明显改变，都能导致在心脏舒张期主动脉瓣叶关闭不良。其主要病理生理改变是大量主动脉血于心脏舒张期反流入左心室，左心室前负荷增加，左心室扩大和肥厚，最终导致左心衰竭。

单纯主动脉瓣关闭不全的发病率在 5% ~10%，需治疗的中、重度主动脉瓣关闭不全仅占 0.5% ~2.7%。在临床需手术的病例中，先天性主动脉瓣关闭不全少见，大多为后天性主动脉瓣关闭不全，后者是临床上常见的心脏瓣膜病，约占瓣膜外科手术患者的 25%。手术治疗以主动脉瓣置换术为主，部分患者可做主动脉瓣成形术。手术危险性和预后主要取决于术前左心室功能、患者年龄大小,是否合并其他疾病对手术结果也有一定的影响。

主动脉瓣关闭不全病情发展较慢,如果不做手术,左心室射血分数(LVEF)正常的患者每年猝死率约为0.2%,左心室舒张末直径>75mm(正常≤55mm)或左心室收缩末直径>55mm(正常≤35mm)的患者,出现猝死可能性增加。出现心力衰竭症状、室性期前收缩(早搏)增多、心脏明显增大(心胸比>0.6)及心电图(ECG)示明显左心室肥厚时,则死亡率明显增加。急性重度主动脉瓣关闭不全患者,如果发生感染性心内膜炎,1年生存率为10%~30%。

经胸多普勒超声心动图可以了解左心系统的大小,尤其是左心室收缩末期和舒张末期的大小,主动脉根部情况,包括主动脉瓣叶结构、功能、主动脉瓣环情况、主动脉窦情况和窦管交界情况,可以明确诊断并根据分流束面积评估反流的严重程度。

25. 什么原因会导致主动脉瓣关闭不全

先天性(少见):先天性主动脉瓣叶畸形(以主动脉瓣二瓣叶畸形为主)、先天性瓦氏窦瘤(Valsalva窦瘤)、马方综合征(遗传性疾病)等。

后天性(常见):特发性主动脉瓣环扩张、组织钙化退行性变、风湿性心脏病、感染性心内膜炎、高血压病、黏液样变性病、升主动脉夹层等。

其他少见病因:主动脉瓣叶脱垂、主动脉瓣机械性损伤、梅毒性主动脉炎以及关节强直性脊柱炎、类风湿性关节炎等自体免疫性疾病。

在发展中国家,风湿性心脏病是主动脉瓣关闭不全的主要病因,而在发达国家,先天性(二瓣叶畸形)和退行性变(主动脉瓣环扩张)是主要原因。

26. 主动脉瓣关闭不全会出现哪些临床症状

急性主动脉瓣关闭不全:出现急性左心衰竭和肺水肿。

慢性主动脉瓣关闭不全

● 左心室功能代偿期:轻度关闭不全的患者可无任何症状,严重关闭不全的患者可有心悸、胸部冲撞感及心尖部搏动感。

● 左心室功能失代偿期:体力活动后乏力或疲倦,劳累性呼吸困难,劳力性心绞痛。严重左心功能减退的患者可有明显的活动后乏力、呼吸困难,甚至出现端坐呼吸和夜间阵发性呼吸困难。

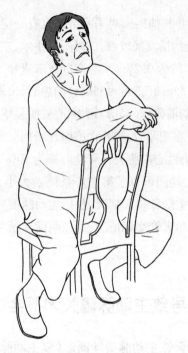

● 左心功能衰竭的表现：呼吸困难、端坐呼吸

27. 主动脉瓣关闭不全如果不及时治疗，会出现哪些并发症

主动脉瓣关闭不全如果不及时治疗，可能会出现以下并发症：

● 心绞痛：因为舒张压降低，冠状动脉供血不足，部分患者会出现心绞痛症状。

● 心力衰竭：晚期心脏发生离心性肥大后，患者会出现心力衰竭，这是主动脉瓣关闭不全晚期常见并发症和致死原因。

● 反复呼吸道感染：由长期慢性肺淤血引起。

● 瓣膜相关并发症。

28. 主动脉瓣关闭不全怎样进行内科治疗

主动脉瓣关闭不全早期可用钙通道阻断药治疗。无手术指征的患者可采用内科药物治疗,主要应用强心、利尿和扩血管等药物治疗。一般情况下,禁用减慢心率和降低心肌收缩力的药物。

29. 主动脉瓣关闭不全的手术原则是什么 ●

　　主动脉瓣关闭不全的患者,一旦有手术指征,应尽早安排手术治疗,以免病情进一步恶化,增加术前、术后并发症的发生率和死亡率,乃至失去手术机会。主动脉瓣膜如果可以成形,应尽量做成形手术。但主动脉瓣关闭不全患者大多都有瓣膜器质性病变,需进行瓣膜置换术。

　　人工瓣膜有机械瓣和生物瓣。人工机械瓣膜的体外耐久性实验显示,一般可以使用 30～50 年,但患者需终身抗凝,可能发生与抗凝相关的并发症,同时机械瓣环周围软组织会增生向环内生长,导致卡瓣。而使用生物瓣膜,患者虽然不用抗凝治疗,但随着时间的推移,瓣膜会发生毁损性改变。有资料表明,使用牛心包生物瓣的患者,10 年免除再次手术率 21～49 岁组为 63%,50～64 岁组为 71%,65～74 岁组为 93%,75～94 岁组为 99.5%,所以考虑到人体新陈代谢影响和对异物的反应,生物瓣一般适用于 65 岁以上的患者。当然,最终人工瓣膜的选择,除以上原则外,也要根据患者的心脏状况、生活方式和条件、生育情况及患者的意愿等因素综合考虑。

　　如果合并升主动脉扩张或主动脉夹层动脉瘤,可选择主动脉根部手术,包括 Wheat 手术、Bentall 手术、Cabrol 手术、David 手术、Yacoub 手术等术式。如果合并其他疾病,如冠心病,应同期手术。

30. 主动脉瓣关闭不全的手术指征是什么 ●

　　● 轻、中度主动脉瓣关闭不全的患者,一般不需要手术治疗,但应定期进行多普勒超声心动图检查。

　　● 无临床症状、左心室收缩功能正常(LVEF ≥55%)的重度主动脉瓣关闭不全患者,当左心室收缩末直径 >55～60mm,左心室舒张末直径 >80mm,缩短分数(FS) <29%,左心室收缩末容积 >300ml 时,应考虑手术治疗。

　　● 无临床症状,但合并左心室收缩功能减退(LVEF <55%)或左心室收缩末直径 ≥55mm(或左心室收缩末径指数 ≥25mm/m^2)的重度主动脉瓣关闭不全患者,具有明确的手术指征。

● 出现呼吸困难、劳力性疲倦、心绞痛等临床症状的重度主动脉瓣关闭不全的患者,具备明确的手术指征。

● 由感染性心内膜炎、主动脉夹层和外伤引发的急性重症主动脉瓣关闭不全,因病情发展迅速,应根据患者情况尽快手术治疗。

● 术前检查发现并发或合并其他疾病,如升主动脉扩张、主动脉夹层、冠心病等,应该同期手术治疗。

31. 主动脉瓣关闭不全有哪些手术方法

(1)主动脉瓣置换术:适用于多数患者。年龄 <60 岁的患者可选用机械瓣置换,一般机械瓣本身可使用 30 年以上。年龄 ≥65 岁的患者可考虑生物瓣置换,60 ~65 岁的患者,可根据身体情况、肝肾功能、有无相关并发症等情况进行综合考虑。

人工机械瓣:目前常用双叶机械瓣。手术多采用双头针带垫片间断褥式缝合,部分术者采用连续缝合方法。如果患者瓣环小,可采用扩大瓣环的方法,切断主动脉瓣环,然后用心包片或其他材料加宽瓣环,以期能置入较大型号的人工瓣膜。

生物瓣:瓣叶来源于猪主动脉瓣或牛心包,在制作过程中,瓣叶在低压或零压下,用戊二醛或羟基铬固定和防钙化处理,以延长生物瓣使用寿命。

● 有支架生物瓣:有猪瓣和牛心包瓣。猪瓣取之于猪主动脉瓣,先做好瓣架,然后把猪主动脉瓣缝于其上;牛心包瓣是选用优质牛心包,裁剪后缝于瓣架上(瓣叶处理见上)。手术方法同机械瓣置换。

● 无支架生物瓣:大多是经过处理的猪主动脉瓣,没有金属瓣架结构,所以血流动力学好,跨瓣压差小,但远期耐久性有待提高。将无支架生物瓣环与患者主动脉瓣环缝合后,将生物瓣远心端贴壁缝于主动脉内壁。也有术者采用完全根部替换的方法(类似于 Bentall 手术)进行手术。

● 同种异体主动脉瓣(同种瓣):遗体捐献者的主动脉瓣,包括部分瓣下肌肉和一段升主动脉。手术中,切除病变主动脉瓣后,同种瓣内翻置入左心室,同种瓣环和主动脉瓣环吻合,然后拉出同种瓣贴于主动脉内壁,用细线将同种瓣远心端缝于主动脉内壁。

自体肺动脉瓣(Ross 手术):年轻患者还可以考虑 Ross 手术,即自体肺动脉瓣剜出后置入主动脉瓣位,然后用人工瓣(多数用生物瓣)置入肺动脉瓣位置。

经皮或经心脏升主动脉瓣膜置换术：在国内外均开始应用于临床，但有严格的手术适应证。瓣膜选用生物瓣。

（2）**主动脉瓣成形术**：手术难度大，有适应证限制；应根据导致主动脉瓣关闭不全的病因，有针对性地采用一种或综合几种方法行主动脉瓣成形；常用于部分主动脉窦管交界扩张、主动脉窦扩张、主动脉瓣环扩张、主动脉瓣叶病变和主动脉瓣穿孔的患者。

窦管交界扩张：环缩部分或全部主动脉的窦管交界处。

主动脉窦扩张：此类患者一般都有单窦病变，可采用保留主动脉瓣叶的主动脉根部替换术。

主动脉瓣环扩张：部分主动脉瓣环缝合（瓣交界瓣环成形），单纯主动脉瓣环成形术（用2-0聚丙烯缝线，将主动脉瓣环全程交叉缝合后均匀环缩）。

主动脉瓣叶病变：可用交界处瓣叶折叠悬吊术，瓣叶纵向折叠术，瓣叶边缘加固缝合术，部分瓣叶切除修补术等。

32. 三尖瓣狭窄是怎么回事

三尖瓣狭窄是由各种原因导致的三尖瓣狭窄性病变，其最常见病因为风湿热，单独存在者极少见，常伴关闭不全、二尖瓣和主动脉瓣损害。病理改变与二尖瓣狭窄相似，但损害较轻。其他罕见病因有先天性三尖瓣闭锁和类癌综合征、心脏肿瘤、系统性红斑狼疮、感染性心内膜炎、心内膜心肌纤维化、心内膜弹力纤维增生症等。

正常三尖瓣口面积 $>7.0cm^2$，当其 $<1.5cm^2$ 时，出现血流动力学异常，产生舒张期三尖瓣跨瓣压差，右心房压和体循环静脉压增高、淤血。同时，右心室排血量减少。二尖瓣狭窄的肺部表现可因伴有明显的三尖瓣狭窄而减轻。

33. 三尖瓣狭窄时会有哪些临床症状

三尖瓣狭窄的主要症状是体循环淤血的症状，如肝区不适、食欲减退、消化不良和腹胀等。有时伴有乏力和四肢水肿。单纯性三尖瓣狭窄者，肺淤血的症状无或不明显；伴有二尖瓣狭窄的患者，因右心室血流量减少，心肺症状较单纯性二尖瓣狭窄者为轻。

体循环淤血的体征可见面颊轻度发绀和黄疸;颈静脉怒张,甚至有搏动;肝大,质较硬,有触痛,有时可扪及收缩期前搏动。有腹腔积液者,腹部膨胀,有移动性浊音。心脏检查时,心浊音界向右侧扩大。三尖瓣区第 1 音亢进,第 2 音后可有开放拍击音。胸骨左缘第 4 肋间可闻收缩期前或舒张期滚筒样杂音,有时可触及震颤。深吸气时,由于胸腔负压增加,右心房血流量增多,杂音明显加强。

34. 三尖瓣狭窄的手术指征是什么

● 严重三尖瓣狭窄,右心房与右心室之间的舒张期平均压差 >5mmHg 或三尖瓣瓣口面积 <1.5cm^2。

● 伴有严重器质性三尖瓣关闭不全,难以施行成形术者,应进行瓣膜置换术。

● 感染性心内膜炎引起的三尖瓣关闭不全,无法做局部病灶切除,或大块瓣叶已缺如,可以切除三尖瓣,消除感染病灶,同时行生物瓣置换术。

● 三尖瓣下移畸形:如果瓣叶发育不良,特别是前瓣叶,应做瓣膜置换术治疗。如果前叶增大,发育良好,则可行瓣环成形术。

35. 三尖瓣关闭不全是怎么回事

三尖瓣关闭不全最常见的原因是继发于右心室扩张、瓣环扩大的功能性关闭不全,原发病常为风湿性二尖瓣病、先天性心脏病(肺动脉狭窄、风湿性或先天性心脏病肺动脉高压艾森曼格综合征)和慢性肺心病,以及累及右心室的下壁心肌梗死等。直接引起器质性三尖瓣关闭不全的病因较少,其中最常见者为先天性疾病:如先天性三尖瓣下移畸形(Ebstein 畸形),其他尚有风湿性三尖瓣炎后瓣膜缩短变形(常合并三尖瓣狭窄)、感染性心内膜炎所致的瓣膜毁损、三尖瓣脱垂(此类患者多伴有二尖瓣脱垂,常见于马方综合征)、类癌综合征(因类癌斑块常沉着于三尖瓣的心室面,并使瓣尖与右心室壁粘连,从而引起三尖瓣关闭不全,此类患者多同时有肺动脉瓣病变)、心内膜心肌纤维化等。

三尖瓣关闭不全患者,右心室收缩时血液反至右心房,右心房压力升高,右心明显扩大,导致体循环淤血和肝大。

36. 三尖瓣关闭不全有哪些治疗方法

三尖瓣关闭不全的治疗方法包括药物治疗和手术治疗。

● **药物治疗**：①针对导致右心扩大的原发病进行病因治疗；②对于有症状者，对症处理，给予强心、利尿和扩血管治疗；使用血管扩张药可减少反流量；③房颤时，处理原则同二尖瓣狭窄；④抗感染，预防感染性心内膜炎。

● **手术治疗**：①二尖瓣、主动脉瓣病变伴肺动脉高压、严重三尖瓣反流，二尖瓣、主动脉瓣手术时，同时行三尖瓣瓣环成形术；②三尖瓣瓣叶本身病变（Ebstein 畸形、感染性心内膜炎）导致的严重反流，瓣环成形术或修补术无效时，行瓣膜置换术。

37. 肺动脉瓣狭窄是怎么回事

肺动脉瓣狭窄发病率占先天性心脏病的 8%～10%，肺动脉狭窄以单纯肺动脉瓣狭窄最为常见，约占 90%，其次为漏斗部狭窄，肺动脉干及其分支狭窄则很少见，但可继发或并发瓣下狭窄。肺动脉瓣狭窄可单独存在或作为其他心脏畸形的组成部分，如法洛四联症等。若右心室收缩压 <60mmHg，跨瓣压差 <30mmHg，一般不会出现明显的临床症状。

38. 什么原因会导致肺动脉瓣狭窄

各类肺动脉狭窄其胚胎发育障碍原因不一。在胚胎发育第 6 周，动脉干开始分隔成为主动脉与肺动脉，在肺动脉腔内开始形成 3 个瓣叶的原始结节，并向腔内生长，继而吸收变薄形成 3 个肺动脉瓣。如果瓣膜在成长过程发生障碍，如孕妇发生宫内感染（尤其是风疹病毒感染）时 3 个瓣叶交界融合成为一个圆顶状突起的鱼嘴状口，即形成肺动脉瓣狭窄。在肺动脉瓣发育的同时，心球的圆锥部被吸收成为右心室流出道（即漏斗部），如果发育障碍形成流出道环状肌肉肥厚或肥大肌束横跨室壁与间隔即形成右心室流出道漏斗型狭窄。另外，在胚胎发育过程中，第 6 对动脉弓发育成为左、右肺动脉，其远端与肺小动脉相连接，近端与肺动脉干相连，如果发育障碍即形成肺动脉分支或肺动脉干狭窄。

39. 肺动脉瓣狭窄有哪些临床症状

肺动脉瓣狭窄的男女发病率之比约为 3∶2，发病年龄大多在 10～20 岁，症状与肺动脉瓣狭窄程度密切相关。轻度肺动脉瓣狭窄患者一般无症状，但随着年龄的增大，症状逐渐显现，主要表现为劳动耐力差、乏力和劳累后心悸、气急等症状。重度狭窄者可有头晕或剧烈运动后昏厥发作，晚期病例出现颈静脉怒张、肝大和下肢水肿等右心衰竭的症状。并存房间隔缺损或卵圆窝未闭者，可见口唇或末梢指（趾）端发绀和杵状指（趾）。

重度肺动脉瓣狭窄患者的口唇及四肢指（趾）端可出现发绀、杵状指（趾）。

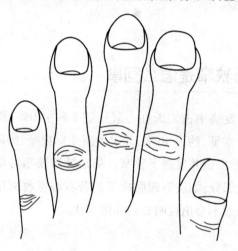

● 杵状指

40. 肺动脉瓣狭窄的手术指征是什么

肺动脉瓣狭窄往往是先天性心脏畸形的一部分，没有有效的治疗药物。轻度肺动脉瓣狭窄患者临床上无症状，可正常生长发育，不需手术治疗；中度肺动脉瓣狭窄患者，一般在 20 岁左右出现活动后心悸、气急状态，如果不采取手术治疗，随着年龄的增长必然会导致右心室负荷过重，出现右心衰竭症状，从而丧失生活和劳动能力；极重度肺动脉瓣狭窄患者常在幼儿期出现明显症状，如果不及时治疗，常可在幼儿期死亡。20 世纪 80 年代之前，外科手术行肺动脉瓣切开术是治疗该病的唯一手段,该方法是在体外循环下,切开狭窄的瓣环。随着医学的发展,经皮球囊肺动脉瓣膜成形术已经成为单纯性肺动脉瓣狭窄的首选治疗方法。部分重度肺动脉瓣狭窄患者,由于狭窄口非常小,以致球囊扩张导管很难通过,仍需选择开胸直视肺动脉瓣成形术。

● 患者虽无症状,心电图也无明显异常改变,右心导管检查示右心室收缩压 >60mmHg,或跨瓣压力阶差 >50mmHg,或超声心动图检查示瓣孔在 1.0 ~ 1.5cm^2,属中度狭窄,应考虑手术。

● 无症状,但心电图示右心室肥大或伴有劳损,X 线片示心脏有中度增大者,应考虑手术治疗。

● 有症状,心电图及 X 线胸片均有异常改变,右心导管检查示右心室收缩压 >75mmHg 或跨瓣压力阶差 >50mmHg 者,学龄前施行手术为佳。

● 症状明显,有昏厥发作史,属重度狭窄,病情进展迅速,继发的右室流出道梗阻会加重狭窄者,应尽早在婴幼儿期施行手术以减轻右心室负荷。

41. 肺动脉瓣关闭不全是怎么回事

肺动脉瓣关闭不全,多为继发于肺动脉高压所致肺动脉干根部扩张引起的瓣环扩大,如风湿性二尖瓣损害、先天性心脏病(艾森曼格综合征)等;少见原因为特发性或马方综合征的肺动脉扩张。肺动脉瓣关闭不全常伴发于其他心血管疾病,尤其是肺动脉高压患者更易发生,单纯的先天性肺动脉瓣关闭不全很少见。

肺动脉瓣关闭不全引起右心室容量过度负荷,如无肺动脉高压,可耐受多年;如有肺动脉高压,则加速右心室衰竭。

42. 肺动脉瓣关闭不全如何治疗

肺动脉瓣关闭不全早期临床症状是心悸、气促,患者易患呼吸道感染,发生心力衰竭时出现浮肿、阵发性呼吸困难、肝大、尿少、心律不齐等。轻度的先天性瓣膜病可观察、随访,早期的风湿瓣膜病也可药物治疗。一旦临床症状明显,心功能减退,就应考虑手术。

对于肺动脉瓣关闭不全,以治疗导致肺动脉高压的原发性疾病为主,如缓解二尖瓣狭窄导致的梗阻,或修复左向右分流的先天性心脏病心内分流(如房间隔缺损和室间隔缺损）或心外分流（如动脉导管未闭）。仅在严重的肺动脉瓣反流致顽固性右心室衰竭时，对该瓣膜进行手术治疗。

瓣膜手术包括瓣膜交界分离术、瓣膜修补术和瓣膜置换术。对于先天性的瓣膜裂、瓣叶脱垂，老年性退行性病变或轻度风湿性瓣膜关闭不全，修补手术常可成功地重建瓣膜功能。对于瓣膜畸形严重，或有增厚钙化、僵硬变或细菌性赘生物，需要切除瓣膜，换置人工瓣。

43. 无法手术患者如何进行内科治疗

瓣膜病并发恶性肿瘤或者患者拒绝手术治疗时，只能采取内科药物治疗，以控制临床症状，可服用洋地黄制剂、利尿药以及血管紧张素转换酶抑制剂来改善肺充血。实际上，谨慎地降低循环血量和左心室的前负荷，能有效缓解心力衰竭症状。应注意的是，过分降低左心室的前负荷，可导致心排血量降低，并降低动脉收缩压，严重主动脉瓣狭窄患者尤其容易出现这种情况。收缩功能低下或心房颤动的患者应使用洋地黄制剂。

心房颤动以及其他的房性心律失常，可影响心房的泵功能和心室率，应尽量避免出现快速房颤，尤其是心室率加快，一旦出现，应使用洋地黄制剂或胺碘酮（乙胺碘呋酮），控制心室率，或用电复律。

出现心力衰竭症状的主动脉狭窄患者应避免应用β-受体阻断药，除非由于心动过缓或心动过速引起晕厥，一般不需特殊治疗。

第六章

安全合理服用华法林

　　抗凝治疗是心脏瓣膜术后"永久的伤痛",至今尚无有效解决办法。目前,心脏瓣膜术后所用抗凝药物主要是华法林,其有效治疗窗较窄。服用剂量较小时,达不到有效抗凝目的,仍有可能形成血栓;而服用剂量较大时,则会抗凝过度而引起出血。因此,心脏瓣膜术后的患者,一定要对服用华法林引起足够的重视。

　　本章详细介绍了心脏瓣膜术后为什么要进行抗凝治疗,华法林的由来、作用,服用剂量及抗凝强度的调整,抗凝强度的检测指标及检查的时间间隔,抗凝药物不足或过量的临床表现,可能影响华法林抗凝强度的药物或食物,以及抗凝治疗患者一些特殊情况的处理,如抗凝期间如何进行其他手术,抗凝治疗的患者是否可以妊娠及注意事项,抗凝治疗对育龄妇女的影响及调整策略等。

　　本书特别将抗凝治疗单列一章,以突显其重要性。

1. 心脏瓣膜手术后为什么要进行抗凝治疗

正常的情况下,血液在心脏及血管中欢快地流淌,与血液接触的心脏和血管均覆有一层血管内皮细胞,不存在血液与血管外组织的直接接触,不存在血液与异物的直接接触,也不存在血流受阻或流动停滞,因而不会形成血栓。当这3个"不存在"中的任何一个出现时,凝血过程被激活,就可能导致血栓形成。心血管病手术后,人工心脏瓣膜(尤其是机械瓣)可矫正瓣膜病变,恢复心脏功能,但外来的异物直接接触血液,会激活机体的凝血系统,血液容易在人工瓣膜及其周围发生凝固,形成血栓。另外,体质原因或外科手术刺激导致的血液高凝状态也可能导致血栓形成。一旦形成血栓,就会影响瓣叶的开放与关闭,使瓣膜功能发生障碍。如果血栓脱落,可造成相应部位的血管栓塞,影响栓塞器官功能。如果栓塞脑动脉,轻者偏瘫或致残,重者危及生命;栓塞冠状动脉,轻者导致心肌梗死,重者导致心源性猝死。为了避免血栓形成,换瓣术后必须进行抗凝治疗,防止血栓形成,以保证人工瓣膜的功能正常并避免血栓栓塞。

2. 常用抗凝药物有哪些

可用于换瓣术后抗凝治疗的药物有华法林、醋硝香豆素片(新抗凝片)、肝素等,阿司匹林也可用作辅助抗凝药物。华法林是目前口服抗凝治疗的首选药物。

3. 华法林抗凝的由来

华法林是心脏瓣膜外科手术后抗凝治疗经常应用的一种很重要的药物。这种药物使用得是否得当,与心脏瓣膜置换治疗是否达到其最终目的(提高生活质量,延长预期寿命)有着十分密切的关系。20世纪20年代,北美的畜牧场主发现有些牲畜会得一种出血性疾病,这种疾病似乎有流行性,患病的牲畜会因为小的外伤出血不止或内出血而死亡。后来人们发现,这种疾病与牲畜进食的饲料中有霉变的三叶草有关。1929年,有人发现患病的牲畜出血不止是因为其凝血酶功能障碍。1940年,人们将这种物质提纯,检验其化学结构并人工合成,命名为香豆素(Coumarin)。香豆素的分子结构与维生素 K 相似,能够与维生素 K 竞争,干扰后者在肝脏合成凝血因子而发挥抗凝作用。1948年,人们开始利用这类药物作为灭鼠剂,鼠类误食后数天会因内出血而死亡。1948年,人工合成华法林,并于1954年得到美国联邦食品及药品管理局批准,正式用于中风及心肌梗死患者的治疗。

4. 华法林有哪些作用

华法林(苄丙酮香豆素,Warfarin)是一种口服抗凝药物,它通过抑制凝血因子的活化,抑制新生血栓形成,限制血栓的扩大和延展,抑制在陈旧性血栓的基础上形成新的血栓,同时防止血栓脱落和栓塞的产生,有利于已经形成血栓的清除。

华法林具有作用时间长、服用方便、副作用相对小、价格低廉等优点。目前常见的需要接受华法林治疗的疾病包括:人工心脏机械瓣膜置入术后、心房颤动、深静脉血栓、肺动脉栓塞、静脉系统人工血管置入术后(如全腔静脉-肺动脉吻合术)、周围动脉人工血管置入术后、心肌梗死合并巨大室壁瘤有心室内血栓形成可能,以及抗磷脂抗体综合征等。

5. 华法林有哪几种剂型

目前国内市售商品华法林有 3 种剂型。其中,使用最广泛的是国产华法林,白色糖衣片剂,每片 2.5mg,其优点是来源稳定,价格低廉,缺点是准确分割困难,药物均一度稍差。第二种是进口的芬兰 Orion 公司生产的华法林(Warfarin),有多种剂量的片剂,中国市场上目前销售的是蓝色的 3mg 片剂,其优点是容易准确分割,药物的均一性较好,缺点是来源不稳定,国内很多城市买不到,价格略高。第三种是美国生产的可迈丁(Coumadin),其优点是从每片 1mg 到每片 10mg,共有 9 种剂型,且颜色不同,易于区分及调整剂量,缺点是价格昂贵,国内极少有售。

如果患者服用某一种华法林,最好不要轻易更换。换药可能导致抗凝强度出现较大的波动,临床上由于换药导致的抗凝并发症并不罕见。如果必须更换,在换药后的 1～2 两周内要每天化验国际化标准比值(INR),直至化验值达到治疗范围,华法林剂量稳定为止。

6. 住院期间患者应该如何用华法林进行抗凝治疗

接受华法林抗凝治疗的心脏瓣膜置换患者,在手术后拔除气管插管、引流明显减少、可以饮水后开始口服华法林,首剂 2.5 ~ 5.0mg,此后,患者在术后恢复期间直至出院,每天均需抽血检查 INR,由医师根据每天的检查结果调整华法林用量,以求尽早达到预期的抗凝强度,并在患者出院前使其华法林剂量达到一个相对稳定的水平(一般维持 INR 1.8 ~ 2.5,具体参见下文)。

7. 华法林正确的服用方法是什么

华法林抗凝治疗要遵循以下原则:

● 抗凝治疗方案是由医师依据病情制订的,患者要按照医师处方的剂量、疗程服药,不能随意改变华法林的用法、用量,更不能停用华法林。

● 每天只需服用一次,最好在每天的同一时间服药。建议患者每天固定在晚上服药。这样做有两个好处:一是去医院检查 INR 都是在上午,拿到结果可能就到中午了,有问题的话可能还要找医师咨询,有可能最后决定服药剂量已经到下午了;如果早晨或上午服药,剂量不合适,但已经服用,只能第二天再调整了,不方便。二是固定在晚上服药,要比早晨服药更从容,不会因为上班或赶时间而忘记服药;且达到血药高峰时患者正在家中休息,导致意外的概率会减小。

● 食物不影响华法林的吸收,因此饭前、饭后服药均可。

● 不同厂家生产的华法林可能存在药效上的差异,因此患者应该服用医师处方开具的药物。

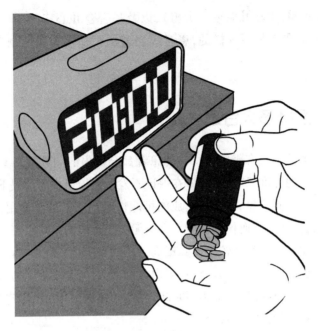

● 遵医嘱服药

8. 哪些化验指标可以反映华法林的抗凝强度

　　从华法林发现和人工合成的历史可以看出,其抗凝治疗是一把双刃剑,用得好,可以有效防止血栓形成,用得不好,或者血栓依然形成,或者引发致命性出血。

　　华法林的抗凝强度是可以检测的,这个指标被称为凝血酶原时间(PT)。实验室报告 PT 有 3 种方式:①凝血酶原时间,单位为秒;②凝血酶原活动度(PTA),单位为百分比;③国际标准化比率(INR)。目前,在心脏外科手术后预防血栓发生的抗凝治疗中,均参考 INR,它可以消除不同批次检验试剂在活性上的差异。这个化验不复杂,是基本临床检验项目之一,只要可以做手术的医院,均可以开展。一般来说,一个医院,每天进行此项检查的数量越多,化验室技术员的操作就越规范,经验也越多,化验值的误差越小。该化验抽血前,患者不用空腹,进食对检验结果没有影响。一般 PT 维持在正常水平的 1.5 ~ 2.0 倍,即 18 ~ 22 秒(正常 12 ~ 14 秒),PTA 在 35% 左右,INR 在 1.8 ~ 2.5 就可以了。当然,心脏大小(特别是左心房)不一样,置换的心脏瓣膜不一样(单瓣或双瓣,主动脉瓣或二尖瓣),以及是否合并心房颤动等心律失常,对抗凝强度的要求是不一样的,患者应当遵从医师根据病情制订的个性化治疗方案。

9. 抗凝强度多大合适

这是一个几乎所有服用华法林的患者都会提出的问题。答案是:因人而异。抗凝治疗的标准只有一个,即在保证不发生血栓形成的前提下,尽量减小出血的风险。不同的患者,血栓形成的可能性是不一样的。使用机械人工心脏瓣膜的患者,其发生血栓的可能性大于无瓣膜疾病的单纯心房颤动的患者;二尖瓣机械瓣血栓发生率较主动脉瓣高。不同的患者,其发生血栓和出血时的抗凝程度也可能是不同的。相对于白人和黑人,亚洲人种在抗凝程度较低时不易发生血栓,在抗凝程度稍高时却容易发生出血。因此,确定合适的抗凝标准首先要看抗凝治疗的对象。

美国约翰·霍普金斯医院推荐的华法林目标范围和持续时间

主动脉瓣置换术

- 机械瓣膜(球笼瓣、碟笼瓣):INR 2.5～3.5 + 阿司匹林,终身。
- 机械瓣膜(Starr- Edwards、Bjork- Shiley):INR 2.0～3.0,终身。
- 机械瓣膜(St. Jude、Carbomedics):INR 2.0～3.0,至少3个月,此后应终身服用阿司匹林,每天325mg。
- 机械瓣膜(St. Jude、Carbomedics)伴心房颤动:INR 2.5～3.5,终身。
- 生物瓣膜:阿司匹林。

二尖瓣置换术

- 机械瓣膜(倾斜碟瓣或双叶瓣):INR 2.5～3.5(如患者具有血栓栓塞的高危因素或既往有血栓事件,可追加使用阿司匹林抗凝,每天81～100mg)或INR 2.0～3.0(华法林抗凝时,每天可追加使用阿司匹林81～100mg),终身。
- 生物瓣膜:INR 2.0～3.0,至少3个月,此后应终身服用阿司匹林,每天325mg。

加拿大多伦多总医院心血管外科心脏疾病患者术后抗凝治疗标准

1. 瓣膜手术

机械瓣（St. Jude，Carbomedics，Sorin，Medtronic Hail，Bjork-Shiley）

- 所有瓣膜：维持 INR 2.5~3.5。
- 二尖瓣和三尖瓣：INR 接近 3.5。
- 主动脉瓣：INR 接近 2.5。
- 使用肝素，直到 INR 接近治疗标准：

二尖瓣：8 000U，皮下注射，每天 3 次。

主动脉瓣：5 000U，皮下注射，每天 3 次。

生物瓣［Hancock 猪瓣、Carpentier Edwards 心包瓣、Medtronic Mosiac 猪瓣、Toronto 无支架猪瓣（SPV）、同种异体移植物、自体移植物］

- 主动脉瓣：阿司匹林 325mg，每天 1 次，长期服用。
- 二尖瓣（心房颤动）：华法林长期服用，维持 INR 2.0~3.0。
- 二尖瓣（窦性心律）：华法林维持 INR 2.0~3.0,3 个月后长期服用阿司匹林 325mg，每天 1 次。
- 肝素 5 000U 皮下注射，直到可以完全活动。

2. 瓣环成形术（Duran，Carpentier Edwards）

- 华法林维持 INR 2.0~3.0,服用 3 个月。

3. 主动脉冠状动脉搭桥术

- 肝素 5 000U 皮下注射，每天 2 次，直到可以完全活动。
- 阿司匹林 325mg，口服，每天 1 次。
- 进行冠状动脉内膜切除术或动脉血流不畅的患者应立即服用氯吡格雷。

4. 心房颤动

年龄	危险因素	抗凝药
<65	无危险因素	用阿司匹林或不用药
	有危险因素	华法林，维持 INR 2.0~3.0
65~75	无危险因素	华法林或阿司匹林
	有危险因素	华法林，维持 INR 2.0~3.0
>75	有或无危险因素	华法林，维持 INR 2.0~3.0

危险因素：短暂性脑缺血或中风病史、高血压、心力衰竭、糖尿病、冠心病、二尖瓣狭窄、瓣膜修复术、甲状腺毒症

国内的情况与国外有所不同。医师发现,当使用国外标准时,患者发生出血并发症的发生率较高,而略低于上述标准时,血栓的发生率并无上升;中国人抗凝治疗的并发症中,出血多于血栓形成。日本和中国台湾医师也发现了其本地区患者(与中国人同种族)按照美国心脏病协会建议的标准进行抗凝治疗时,出血的发生率明显升高。

我国心脏外科相关患者的华法林抗凝治疗建议如下:除了有明显白种人特征的部分少数民族患者外,使用人工机械瓣的中国人:①单纯主动脉瓣,INR 应该保持在 1.8~2.3;②单纯二尖瓣或主动脉瓣加二尖瓣,INR 应该保持在 1.8~2.5;③三尖瓣人工机械瓣,INR 应该保持在 2.0~2.5;④使用生物瓣但合并房颤,或者无瓣膜病单纯房颤,其 INR 应该保持在 1.8~2.3;⑤没有房颤,使用生物瓣,或者在二尖瓣、三尖瓣位置入瓣膜成形环,手术后半年内必须进行华法林抗凝治疗,INR 应该保持在 1.5~2.0;⑥接受全腔-肺动脉连接手术的患者,手术后头 3 个月应该进行华法林抗凝治疗,INR 应该保持在 1.8~2.3(表 3)。

部分少数民族、白人及黑人患者,抗凝治疗标准参照美国心脏病协会的相关指南。

表3　不同手术方式的 INR 标准值

不同手术方式	INR
非瓣膜性心房纤颤	1.5~2.0
主动脉瓣置换术(窦性心律)	1.5~2.2
主动脉瓣置换术合并左心房血栓或心房纤颤 二尖瓣置换术、多瓣膜置换术	1.8~2.5
生物心脏瓣膜(抗凝 3~6 个月)	1.5~2.2
人工瓣环成形(抗凝 3 个月)	1.5~2.0

中国阜外医院推荐的华法林目标范围和持续时间

主动脉瓣置换术

● 机械瓣膜:INR 1.8~2.5,终身。

● 生物瓣膜:INR 1.8~2.5,3 个月。

二尖瓣成形或置换术

- 人工瓣环:INR 1.8~2.5,3 个月。
- 机械瓣膜:INR 1.8~2.5,终身。
- 生物瓣膜:INR 1.8~2.5,3 个月。

三尖瓣成形或置换术

- 人工瓣环成形:INR 1.8~2.5,3 个月。
- 机械瓣膜:INR 2.5 左右,终身。
- 生物瓣膜(窦性心律):INR 2.5 左右,3 个月。

10. 术后 INR 检查有时间规律吗

通常情况下,检测凝血指标的频率为:初始用药相对稳定至术后 2 个月内,每周化验凝血酶原时间(PT)和国际化标准比值(INR)1 次;此后每个月化验 1 次;6 个月后,每 2 个月复查 1 次;1 年后,每季度复查 1 次。如果对调整抗凝药物的用量没有把握,应请有经验的医师指导。化验的时间间隔可根据每次检查的结果是否稳定进行相应的调整:如化验结果不稳定,应缩短复查时间;如果化验结果稳定,可适当延长复查时间。

对于外地患者,建议出院后在医院附近居住 1 周左右,一般经过 3 次化验,待 INR 值稳定,华法林剂量大致固定,抗凝治疗和验血的方法基本掌握,不需要再咨询手术医师后,安心回家。患者回到家后,一般需要每周化验 1 次,如果经过 1 个月,化验值稳定,华法林剂量也没有太大变化,就可以每 2 周化验 1 次。如果延长化验间隔时间后,INR 值和华法林剂量仍然稳定,就可以每个月化验 1 次了。建议患者开始时,至少每周化验 1 次。

11. 抗凝药物需要服用多久

机械瓣膜置换术后,患者应终身服用华法林,无特殊情况不可停药。生物瓣膜置换术后,患者一般需进行抗凝治疗 3~6 个月;合并心房颤动、左心房异常扩大、肺栓塞或深静脉血栓形成的患者,抗凝药物使用需延长至 1 年。

12. 抗凝药物的常用剂量是多少

心脏瓣膜置换术后的抗凝药物用量因人而异。一般,每天口服华法林 2.5~5mg 即可维持 INR 在适当范围。就个体而言,每个人的华法林用量相对比较固定,长期观察虽有波动,但波动范围不大。临床观察,需要量最多的患者每天需要 7mg,而需要量最少的患者每天只需 0.5mg。

每个患者应在医师指导下尽快摸索出适合自己的抗凝剂量,并定期化验,适当调整。出院前,医师已初步摸索出患者的抗凝药物剂量,出院后,患者可先按此剂量用药,定期化验,对照抗凝标准自己学会调整用量。

13. 如何调整抗凝药物的剂量

如果患者出现皮肤淤斑、紫癜,刷牙时齿龈出血,痰中带血,呕血、鲜血或柏油样便,月经增多或异常,轻微创伤后长时间出血,或出现肝炎的任何症状(尿色变深、皮肤瘙痒、黄疸、大便颜色变浅、陶土色便)等,要及时化验并减少华法林用量;如果出现一侧肢体活动不便或无力,一过性黑蒙等血栓征象,则是抗凝不足的表现,同样要及时化验并增加华法林用量;如果出现偏瘫或昏迷等,要及时停药并立即就诊。

增加或减少抗凝药华法林的剂量应由有经验的医师指导,最好是在有化验指标作依据的情况下进行(表4)。

表4　华法林剂量调整表

INR	剂量调整
>7.0	停用,咨询有关专家
>5.0	停用,一旦 INR<5.0,重新开始半量服用
>3.5~5.0	药量减半
3.0~3.5	减少 1mg(20%~25%)
2.5~3.0	减少 0.5mg(10%~12.5%)
1.8~2.5	维持原量不变
1.5~1.8	增加 0.5mg(10%~12.5%)
1.3~1.5	心脏瓣膜置换术后即增加 1mg(20%~25%)
<1.3	心脏瓣膜置换术后即增加 2mg(40%~50%)

注意:对于不同种族、不同年龄、不同疾病状态(主动脉瓣疾病或二尖瓣疾病,合并或不合并心房颤动,有无左心房血栓,左心房是否增大等),甚至不同地域的患者,抗凝标准略有不同。中国人的抗凝标准要低于欧美人,如果照搬欧美人的抗凝治疗标准,会导致较多的患者出现抗凝治疗相关的出血并发症。

14. 抗凝治疗期间出现哪些症状应当引起重视

抗凝治疗期间出现以下症状,应当引起患者和家属的足够重视,以免延误病情,耽误最佳治疗时间:

- 出现胸闷、胸痛,几分钟内不能缓解。
- 突然呼吸困难,并逐渐加重。
- 一只眼睛暂时失明或出现雾状物。
- 一侧胳膊、腿部或面部等部位有活动不便、麻木、乏力或疼痛等异常感觉。
- 说话吐字不清。
- 体重不寻常快速增加,或脚踝肿胀(发现有这种情况者应每天测体重)。
- 突然晕厥。
- 疲劳感,特别是伴发热几天内不退(2~3周应每天测2次体温)。
- 寒战或高热。
- 不正常的出血或淤斑。
- 若大便颜色变黑、变暗,或尿色变红,可能有内出血情况,应进行隐血检查。
- 心脏瓣膜启闭声音突然变化或消失,或心率出现异常情况。
- 心律失常。
- 切口处有红肿、渗出或其他不适。
- 尿道口经常有烧灼感。

当患者因其他疾病而就医时,要告诉医师正在服用抗凝药物,慎用与抗凝药有协同或拮抗作用的药物。如果必须服用,则需要调整抗凝药物剂量,以免发生出血或血栓形成。患者切勿擅自调整用药或停药。

15. 心脏瓣膜置换术后什么时间最易发生血栓或出血

心脏瓣膜替换的患者,在术后抗凝治疗过程中,开始的两年(特别是第一年)容易发生与抗凝治疗有关的并发症,导致血栓或出血。主要原因有以下两点:一是患者手术后早期,心脏内瓣膜结构的异物表面尚无纤维蛋白沉着,没有覆盖血管内皮细胞,可能引发凝血反应的裸露异物面积比较大。二是患者自己检测抗凝治疗经验不足,不能及时发现问题,调整华法林剂量。所以,手术后早期,患者一定要合理把握化验的间隔时间,注意调整华法林剂量,没有把握时应多咨询有抗凝治疗经验的医师。

16. 抗凝治疗期间可能导致出血的风险因素有哪些

抗凝治疗期间可能导致出血的风险因素包括但不限于以下因素:

- 有出血病史(如脑血管、胃肠道出血病史)。
- 高血压。
- 糖尿病。
- 脑血管病史。
- 严重的心脏疾病或近期心肌梗死。
- 肾功能不全(血清肌酐 $>1.5\mathrm{mg/dl}$,或 $>132\mu\mathrm{mol/L}$)。
- 年龄 >65 岁。
- 严重贫血(血细胞比容 $<30\%$)。
- 药物相互作用导致潜在出血倾向。

17. 抗凝相关出血的可能征象有哪些

抗凝相关出血的可能征象包括但不限于以下情况:

- 无明显诱因的淤青。
- 剧烈的长时间头痛。

- 眩晕、头晕、血压下降。
- 长时间或频繁的鼻出血。
- 咯血。
- 刷牙后牙龈严重出血。
- 小切口长时间出血。
- 月经量过多(超过正常量的 2 倍)。
- 肿胀,触痛,腹部疼痛。
- 呕吐红色鲜血或咖啡色呕吐物。
- 排血便或黑便、恶臭便。
- 尿液呈红色或酱油色。
- 无明显诱因的剧烈的、长时间的背部疼痛。
- 脑出血。

18. 血栓栓塞并发症和瓣膜血栓是怎么回事

　　血栓栓塞并发症发生率为每年 0.7% ~6% ,并且可能在使用推荐抗凝治疗方案的情况下发生。出现该并发症时首先需要明确栓塞的位置。最常见的栓子来源部位为瓣膜,但是须首先排除其他部位(如左心房或左心室、颈动脉硬化)的栓子。除血栓栓塞危险因素外,还要明确血栓发生的触发因素,如脱水导致血液浓缩、肺部感染、突发心房颤动、治疗期间 INR 下降。如果能同时去除上述两种因素,则能够避免为了提高抗凝效果所带来的出血风险。

　　当血栓栓塞风险无法评估时,则应当加强抗血栓治疗。

　　如果 INR 2.0~3.0,目标 INR 应提高至 2.5~3.5;如果 INR 2.0~3.5,目标 INR 应提高至 3.5~4.5。

　　如果患者未接受阿司匹林治疗,则应每天加用阿司匹林 75~100mg。

　　联合应用华法林和阿司匹林治疗的患者,若在更高的 INR 目标范围内仍无法取得足够的抗凝疗效,可将阿司匹林剂量提高至每天 300mg。

　　阿司匹林单药治疗的患者,应增加剂量(上限为每天 300mg)或加用 75mg 氯吡格雷或华法林(INR 目标范围 2.0~3.0)。

　　有消化道出血病史、难治性高血压或 INR 控制不佳(INR 波动、常出现 INR 过高)的患者,加用阿司匹林为相对禁忌证。

　　瓣膜血栓是少见但严重的并发症。机械瓣梗阻发生率每年为 0.3% ~

1.3%。非梗阻性瓣膜血栓相对更常见(10%)。瓣膜血栓的死亡率约为10%,发生率和死亡率取决于诊断率。因临床表现多样,瓣膜血栓诊断相对困难。生物瓣血栓相对少见,通常发生于术后早期缝线内皮化尚未完成时。诊断方法主要依靠经胸心脏超声心动图和X线透视(机械瓣患者)。

19. 发生抗凝过度和相关出血风险时怎么办

华法林过量时,若INR >4.5,则出血风险增加。一旦抗凝过度,INR的降低也不能过快。INR快速降低可增加血栓栓塞并发症的风险。INR >6.0且怀疑有出血者,可输新鲜冰冻血浆或凝血酶原复合物,而不是使用维生素K。凝血因子和大剂量维生素K会引起高凝状态而增加瓣膜血栓风险。小剂量维生素K(1mg)可能是安全的。

20. 哪些因素会改变华法林的抗凝效果

● **患者的身高、体重**:要保持同样的抗凝强度,体重大的患者所需要的华法林维持剂量一般要比体重小的患者多。有些患者手术后,心脏功能改善,食欲增加,消耗减少,在手术后一两个月内开始体重逐渐增加,血浆白蛋白浓度也明显上升,这时候一定要注意检查INR,调整由于体重增加而需要增加的华法林剂量。

● **患者体质的差异**:也就是不同人对华法林的敏感性不同。前面讲到,白种人与黄种人在华法林抗凝强度上有较大的差异。在华法林的药物作用中有两个重要的酶(VKORC1 和 CYP29C),不同的基因类型和类型组合会导致患者对华法林的敏感性和代谢速度存在明显差异,继而造成华法林维持剂量和目标抗凝强度的差异。

● **患者身体状况的变化**:某些疾病(如感冒、发热、腹泻、呕吐等)对华法林的疗效有影响,因此建议患者发生任何疾病或者出现明显身体不适时,及时就诊,控制病情,而不要随意自行用药。

华法林对女性患者的月经有影响,月经量略有增多或者经期略延长,是正常现象,但如果月经量过多、经期过长,应立即就诊。

● **烟、酒、茶**:患者应尽量戒烟、避免酗酒,因为烟、酒会增强华法林的代谢,使华法林的抗凝作用减弱。绿茶中含有维生素K,会增加体内凝血因子合成,使华法林的抗凝作用减弱。

● **食品、营养品**:某些食品和营养品会影响华法林的疗效,有的会使华法林代谢减慢,增强抗凝作用,严重者可引发出血;有的富含维生素 K,会增减弱抗凝作用,严重者可导致血栓形成。因此,接受华法林抗凝治疗的患者应尽量保持均衡饮食,不要盲目改变饮食结构、任意添加营养品(如善存、21 金维他等维生素制剂),并定期监测凝血指标 INR(国际标准化比值)和(或)PT(凝血酶原时间)。

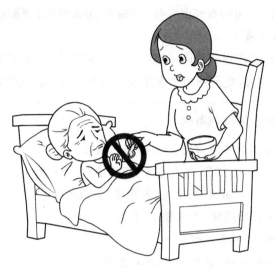

● 有些食品或营养品会影响华法林的疗效

21. 影响华法林作用的药物有哪些

　　影响华法林抗凝效果的药物有不少,其机制比较复杂。简单来说,这些药物可以分成两大类。

　　一类是可以增强华法林抗凝作用的药物。其中最常见的是对乙酰氨基酚,其复方制剂包括百服宁、泰诺林等,是常用的减轻感冒症状的药物,很多感冒药中都含有此类成分。所以,服用华法林的患者,在感冒应时慎用此类药物或含有此类成分的复方制剂。阿司匹林是心脏病患者常用的药物,它可以增强华法林的抗凝作用(一是其抗血小板聚集的作用与华法林的抗凝作用叠加,二是其在血液中与华法林竞争血浆蛋白结合,从而提高华法林的游离度,间接增大了华法林的剂量)。如果阿司匹林与华法林必须同时服用,建议患者恒定阿司匹林的剂量,在同服开始时注意检测 INR,直至其稳定。广谱抗生素可以增强华法林的抗凝作用。除了影响华法林的代谢等因素外,抗生素可以抑制肠道菌群,减少肠道细菌产生维生素K,因而减少了人体维生素K的来源。常用的心血管药物中,地尔硫䓬(合心爽)、胺碘酮(乙胺碘呋酮、可达龙)和他汀类降脂药会增加华法林的抗凝效果。抗霉菌药物氟康唑(大扶康)也可以增强华法林的抗凝作用。

另一类是可以减弱华法林抗凝作用的药物:此类药物比较少,除了含有维生素K的制剂外,常用的有利巴韦林、利福平、考来烯胺(消胆胺)、卡马西平、巴比妥类和美沙拉嗪。

总之,服用其他药物前应该仔细阅读药品说明书,如果需要,应在用药过程中反复检测INR,避免药物相互作用带来的未被察觉的抗凝强度的变化。

增强或减弱华法林作用的药物

增强华法林抗凝作用或使 INR 增加的药物

- 抗菌药物:罗红霉素、阿奇霉素、环丙沙星、诺氟沙星、左氧氟沙星、头孢孟多、头孢替坦、甲硝唑、酮康唑、氟康唑、伊曲康唑等。
- 抑制胃酸分泌药物:西咪替丁、奥美拉唑等。
- 降血糖药物:阿卡波糖等。
- 抗心律失常药物:普罗帕酮、胺碘酮等。
- 抗痛风药物:苯溴马隆、别嘌醇等。
- 抗甲状腺功能亢进药物:丙硫氧嘧啶等。
- 降血脂药物:辛伐他汀、氟伐他汀、吉非贝特、非诺贝特等。
- 抗抑郁药物:氟西汀、多塞平、舍曲林等。
- 抗炎镇痛药物:阿司匹林、保泰松等。

减弱华法林抗凝作用或使 INR 减小的药物

- 抗惊厥、抗癫痫药:巴比妥类药物(如苯巴比妥、司可巴比妥、异戊巴比妥)、卡马西平等。
- 激素类药物:口服避孕药、甲泼尼龙、替勃龙、泼尼松等。
- 免疫抑制药物:硫唑嘌呤等。
- 胃黏膜保护药物:硫糖铝等。
- 抗肿瘤药:环磷酰胺等。
- 治疗肺动脉高压药:波生坦等。
- 中药:人参等。

22. 食物对华法林有什么影响

食物可能对华法林的抗凝治疗效果产生影响。

在降低华法林抗凝作用方面,食物主要通过其中含有的维生素 K 发生作用。人体的维生素 K 主要来源于食物(叶绿醌),也可由人体肠道内细菌产生(甲萘醌)。大量进食富含维生素 K 的食物会影响维生素 K 拮抗剂华法林的药效。在日常生活中,这些食物不可避免,每天都可能食用,医师在制定华法林维持剂量时已经考虑到了这一影响。问题的关键是,患者的日常饮食应保持食物种类的相对恒定,不能一段时间大量进食水果、蔬菜,过一段又天天大鱼大肉。人们每天都在食用绿色蔬菜和水果,但需小心不经常食用的水果和蔬菜。其实,在临床上,最常遇到的不是因为日常饮食出问题,而是因为患者食用含有维生素 K 的复合维生素制剂(如善存、施尔康等)或补品而导致的问题。很多人认为手术伤身子,患者手术后需要补补,但服用这些制剂/补品后,患者的华法林用量会加大,而停用后 INR 会迅速上升至危险水平。

● **减弱华法林抗凝作用的食物**:菠菜、青菜、西红柿、菜花、鲜豌豆、水果、青椒、卷心菜、芦笋、莴苣、绿萝卜、猪肝、鱼肉、紫菜、人参、鳄梨(大量食用)等。

● **增强华法林抗凝作用的食物**:大蒜、姜、银杏、葡萄、柚子、芒果、鱼油、葡萄柚、蔓越橘(小红莓)、丹参、龟苓膏、葫芦巴等。

23. 服用华法林期间应注意哪些问题

服用发华林抗凝期间,应当注意以下问题:

● 某些疾病,如脂肪泻、胆道阻塞、营养不良等,可使维生素 K 吸收减少,从而使华法林抗凝作用增强,患者应注意减量服用华法林;腹泻、呕吐可影响药物吸收,心力衰竭时肝淤血及肝病均可使维生素 K 合成减少,患者应减少华法林用量。

● 尽可能避免创伤和出血,如使用柔软的牙刷,使用电剃须刀刮胡子,栽培花草时戴手套,参加运动前请医师检查身体状况是否适宜运动。应格外注意在活动中防止外伤,因为头部撞击可能引起严重后果,一旦发生眩晕、头痛、肢体麻木、乏力及意识不清等现象,应及时与医师联系。

● 避免酗酒,因为常饮酒可以加快华法林的代谢和缩短出血时间;戒烟或尽量少抽烟,因为吸烟同样会加快华法林的代谢,需要调整用药剂量。

● 每天同一时间服药,不要盲目更改药物的剂量和品牌。如果漏服抗凝药,需尽快补上,但不应为了弥补而加大药量。

● 65 岁以上,特别是 75 岁以上的老年人,凝血功能下降,血管脆性及通透性增加,有些还合并脑血管病变(如脑血管淀粉样变)。这样的患者很容易发生脑出血,抗凝治疗时一定要谨慎。

24. 服用华法林期间需做其他手术怎么办

在华法林抗凝治疗时,如果患者需要接受外科手术,是一个相对麻烦的问题,因为抗凝治疗可能导致手术部位出血增多。解决办法是在手术前停用华法林数天,同时用肝素替代治疗。因为肝素的半衰期很短,手术前停用肝素后,患者凝血功能可快速恢复正常,从而消除手术后出血的风险。这样做的风险在于会使患者有一个没有华法林抗凝治疗的时期,而肝素的抗凝效果不能完全代替华法林。因此,手术前一定要仔细评估,是手术后出血给患者带来的风险大,还是无华法林抗凝给患者带来的风险大。

25. 手术部位不同对抗凝治疗有影响吗

机体不同部位的手术,对术后出血的允许程度是不一样的,同时,术后止血的难易程度也是不同的。例如,拔牙手术创面小,部位显露好,可以进行有效的压迫止血,即使术后出血稍多,也不会有太大的问题。而颅内手术就不同了,脑组织血管丰富,手术野显露差,止血相对困难,如果手术后手术部位仍有出血,会导致颅内血肿,压迫脑组织。因此,对于拔牙、皮肤、手指等部位的小手术(特别是门诊手术),无需进行肝素替代治疗,而对颅脑、脊柱等关键部位的手术就必须慎重,认真进行肝素替代治疗。

26. 肝素替代治疗是怎么回事

如果进行肝素替代治疗,首要的是从停用华法林开始,一直到手术后重新服用华法林使抗凝强度达到要求这段时间内,每天检查 INR。一般在手术前 4~5 天停用华法林,这段时间经皮下注射低分子肝素 5000U,每 12 小时一次,手术前 12 小时停用低分子肝素。手术后伤口出血停止后,立即开始应用低分子肝素,剂量及方法同前,同时开始口服华法林,至 INR 达到规定的抗凝强度后停用低分子肝素。对于血栓高危患者,低分子肝素的用量可增为 100U/kg 体重。停服华法林后,INR 达到 1.2 以下,凝血功能就正常了。如果是急诊手术,可以在手术前尽早静脉注射维生素 K_1,INR 值可以在 12~24 小时内达到正常范围。适量的维生素 K_1 可以迅速降低 INR 值到正常范围,同时又不会对术后的华法林抗凝造成抵抗(如果患者体内有过多的维生素 K,服用华法林后 INR 值是不会马上上升的)。

27. 口腔及外科手术前如何调整抗凝治疗

对于存在高血栓形成风险或置入过机械瓣膜的抗凝治疗的患者,在外科手术前须停用华法林 5 天,并且当 INR 低于 2.0 时应注射普通肝素,直至手术前 5~6 小时,并在手术后尽早开始肝素治疗。肝素治疗应持续至 INR 恢复到治疗范围。患者也可应用低分子肝素,但处于危急状态且有可能需要紧急手术时,更倾向于使用普通肝素。活化部分凝血活酶时间(APTT)或凝血酶原活动度(ACT)应每 4 小时检测 1 次。如果使用低分子肝素,在外科手术前 12 小时注射一次,手术结束后 12 小时再次使用,手术中要确切止血。接受抗凝治疗的患者在紧急情况下应优先使用新鲜冰冻血浆而不是维生素 K。

对于出血容易控制的低出血风险操作或手术(如牙科操作),无需暂停抗血栓治疗。

28. 女性患者月经期间需要调整抗凝强度吗

一般来说,抗凝治疗对月经的影响不大,即使月经量比以往稍多或时间稍长,只要不严重就不需要处理。如果月经量明显增多,则可在月经来之前适当减少抗凝药用量,快结束时恢复用量。如果抗凝治疗后月经失调,出血不止,应去妇科就诊,服用调经止血药物。极少数大量出血、药物治疗无效者,需行子宫切除。育龄妇女在进行抗凝治疗时应注意避孕,以免人工流产时增加出血的危险。

29. 女性患者妊娠与生育期需要抗凝吗

　　置换生物瓣的妇女可以正常妊娠、生育,置换机械瓣的妇女由于需要终身抗凝,应当慎重考虑。注意:术后 1 年内应避免妊娠、生育,否则有增加宫内出血或胎儿死亡的危险;如未育且渴望生育的女性患者者,应至少在术后 1 年、停用抗凝药物半年、血流动力学稳定、全身情况良好后方可妊娠,并应仔细监测抗凝药用量并向有经验的医师咨询。

30. 孕期的抗凝治疗策略是什么

　　对于机械瓣置换后妊娠者,目前尚无理想的抗凝治疗方法。华法林可以通过血胎盘屏障,孕期的前 3 个月使用较大剂量华法林(>5mg)会导致流产及胚胎发育畸形。孕后期应用华法林相对安全。产前 2~3 周必须停用华法林,否则可能导致新生儿颅内出血。普通肝素不会通过胎盘,对胎儿是安全的。APTT 须每天监测 2 次,延长时间为正常的 2~3 倍。孕期血浆内纤维蛋白原和Ⅷ因子浓度增高,APTT 值可能偏低。患者也可使用低分子肝素(每天 2 次),早晨注射后

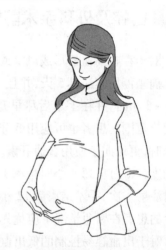

● 孕期抗凝治疗须格外小心

4~6 小时需检测血浆抗 Xa 抗体水平,目标水平为 0.7~1.2U/ml。生产后 4~6 小时,应静脉注射普通肝素,并在出血停止后重新开始华法林治疗。哺乳期可服用华法林。

31. 围生期的抗凝治疗策略是什么

　　策略一:预产期前 1~2 周,停用华法林,改用肝素;产后如出血过多,可用鱼精蛋白;胎儿娩出后 24~48 小时,无出血征象,开始口服华法林。

策略二:不停用华法林、顺产的孕妇,在宫缩开始后静脉注射维生素 K_1,胎儿娩出后 24~48 小时,无出血征象,开始抗凝治疗。

剖宫产手术前,采血测凝血酶原时间和活动度,同时静脉注射维生素 K_1 20mg,4 小时后复查凝血酶原时间正常后即可手术。如果时间紧迫,可不等待化验结果,静脉注射维生素 K_1 后开始手术,术中仔细止血,出血停止 24~48 小时后开始抗凝。

第七章
心脏瓣膜手术后心肺康复

心血管疾病在发达国家已成为疾病致死原因顺位中的第一位。欧洲2001年心脏手术患者的比例为8071/10万,平均每1000例住院人次中就有16.1例患者进行心脏手术治疗。根据2015年8月6日《中国心血管病报告2014》提供的数据,由于心血管病危险因素的流行,我国心血管病的发病人数正处于持续上升阶段,目前全国有心血管病患者约2.9亿人,相当于每5个成年人中就有1个心血管病患者。

介入治疗和外科手术治疗等先进医疗技术为心脏病患者筑起一道生命的防线,在一定程度上降低了心血管疾病患者的死亡率;但由于心脏病患者,尤其是心脏外科手术患者对自身疾病心脏康复的认识程度不够、出院后续治疗缺失,往往会出现住院日延长或出院后不久二次入院治疗,或出院后康复时间延长或康复效果欠佳等不良后果。因此,心脏术后的心肺康复治疗就成为现代医学,特别是现代康复医学的一个重要组成部分。要减少上述问题的发生,最重要的就是让患者用一整套科学的心肺物理康复治疗方法进行康复。对于心脏瓣膜病术后的患者,尤其要注重术后康复。

术后早期康复包括有效的深呼吸、腹式呼吸,有效拍背、咳痰,握拳运动、勾踝绷腿运动,以及足踝和脚趾运动等有效的床上运动,床旁行走、走廊行走等,逐渐过渡到正常行走,以及术后有氧运动程度的合理安排等。术后有氧运动应循序渐进,感到轻微气喘、晕眩、有点辛苦的感觉,但一旦出现心跳过快或不规律现象,应停止活动或减小活动量。有氧运动应持之以恒。

1. 心肺物理治疗的起源

心肺物理治疗是一种用于术后和创伤后心肺功能障碍及慢性呼吸道疾病的治疗方法。1915 年,MacMahon 第一次提出了胸科物理治疗的概念,并将其描述为一种用于术后和创伤后的治疗方法。这种起源于英国的胸科物理治疗方法很快在世界各地得到了广泛的推广和应用,先后在德国、法国、俄罗斯、日本和南非传播开来。随后,更多的研究和临床报告及不断发明和创新的治疗设备补充了 MacMahon 的治疗技术,使其不断发展完善。

1971 年,Thomas Petty 医师在美国丹佛创立了世界上第一个肺康复项目。随后,几位医师从中得到启发,尝试建立住院肺康复治疗。1977 年,洛杉矶一家教会医院(Little Company of Mary Hospital)的 Mary Burns 医师在极为艰苦的条件下,率先创立了社区医院门诊肺康复治疗。由于 Burns 医师对肺康复治疗的积极推广,1990 年美国加利福尼亚州肺康复治疗协会(CSPR)成立,此为美国唯一的肺康复治疗协会,加利福尼亚州也是推广肺康复治疗的最佳地区,拥有美国最多的肺康复治疗中心。

我国心肺物理康复起步较晚,目前只有较大的医学中心在陆续开展。山西省心血管病医院是全国第一家拥有心脏康复大楼的心血管病专科医院。

2. 心脏手术后康复治疗的目标是什么

在刚提出心肺物理治疗概念的时候,心肺物理治疗的目标被描述为以下4 点:①促进塌陷的肺组织恢复正常;②恢复正常的胸廓形态;③通过肺的扩张促进分泌物的排出;④通过运动恢复机体的整体健康。

但随着物理治疗的发展和人们对康复的重新认识,世界卫生组织于 2000年依据国际功能分类标准将呼吸系统物理治疗的最终目标修改为以下 6 点:①恢复个体生活的全部社会参与能力和综合活动能力;②维持终身的健康;③恢复个体的自尊;④避免重现原发疾病的相关问题;⑤减轻医师和医院的管理;⑥减少健康管理费用。

3. 为什么要进行心肺康复治疗

（1）心脏瓣膜术后可能会出现以下情况而需要进行心肺物理康复治疗：

● 术后伤口疼痛：直接导致患者无法进行正常呼吸、深呼吸以及必要的咳嗽，进而增加了呼吸系统并发症发生的概率，如肺不张、肺炎、膈肌功能障碍等。

● 肺功能下降：全身麻醉、手术以及疼痛可能导致肺功能下降；术后24小时内肺活量减少到术前的40%，功能残气量减少到术前的70%，以及呼吸困难、肺顺应性降低、肺不张、动脉低氧血症、呼吸肌功能下降等不良呼吸问题。

● 肺部感染：术后卧床、不良呼吸问题以及因疼痛而导致的咳嗽、排痰次数减少，使呼吸道分泌物不能及时清除，往往会导致术后肺部感染的发生。

● 深静脉血栓形成：是手术后可能发生的严重并发症之一。手术、卧床、肢体活动减少，都容易导致深静脉血栓形成。

● 卧床休息和制动：使运动能力降低，导致心肺功能障碍。

（2）心肺物理康复治疗的作用如下：

● 正确呼吸，减轻术后伤口疼痛。

● 呼吸训练，改善术后肺功能。

● 有效咳嗽、排痰，防止肺部感染。

● 预防深静脉血栓。

● 早期锻炼，确保康复过程的顺利进行。

4. 心肺物理治疗的适用范围有哪些

需要心肺物理康复的常见临床情况包括但不限于以下情况：

● 气道廓清障碍，如开胸手术后患者咳痰能力下降。

● 呼吸困难，如慢性阻塞性肺疾病（COPD）患者。

● 运动耐量降低，如心血管疾病、肥胖等。

● 呼吸肌功能障碍，如吉兰-巴雷综合征（格林-巴利综合征）、营养不良等。

● 气体交换障碍，如呼吸衰竭。

● 气流受限，如COPD患者的充气过度。

● 呼吸模式异常，如浅快的呼吸。

- 肺容量降低,如上腹部手术后膈肌功能不全。
- 疼痛,如肋骨骨折。
- 肌肉骨骼功能异常,如慢性肺部疾病患者出现的姿势异常等。

5. 胸部物理康复包括哪些内容

胸部物理康复(CPT)包括深呼吸、咳嗽、胸部叩击、震颤、体位引流和机械吸引等一组治疗措施。胸部物理康复的治疗原理是利用机械力量使呼吸道内分泌物松动并排出体外。

(1)深呼吸和咳嗽:通过深呼吸和有效的咳嗽,可帮助维持气道的通畅,防止肺不张等并发症,指导患者定期(如每 2 ~ 4 小时)进行数次随意的深呼吸(腹式呼吸),在吸气终了屏气片刻,然后进行咳嗽(即咳嗽应在深呼吸后进行),这样可使分泌物从远端小气道移向大气道而随咳嗽排出。

胸部外伤或手术后患者因疼痛而不敢进行深呼吸和咳嗽,可以采取以下措施:固定或扶持伤口部位,即将双手放在伤口两侧(或用枕头按压在切口缝线两侧),施加一个稳定、持续的阻力,然后患者慢慢深吸气,吸足气后屏气数秒钟,然后咳嗽、咳痰,在患者咳嗽瞬间相应适当加大双手下压的力度以抵消或抵抗咳嗽引起的伤口局部牵拉和疼痛,变无效咳嗽为有效咳嗽。

(2)胸部叩击和震颤

- **胸部叩击方法**:两手手指并拢成杯状,腕部放松,轻快而规律地叩击肺部各肺叶,每一肺叶要反复叩击 1 ~ 3 分钟,在叩击的同时患者做深呼吸和咳嗽。

- **胸部震颤法**:双手掌重叠并置于欲引流的胸廓部位,吸气时手掌放开(即随胸廓扩张轻轻抬起,不施加任何压力),从吸气最高点开始,在整个呼气期手掌紧贴胸壁,施加一定压力并做轻柔的上下抖动(即快速收缩和松弛手臂与肩膀,犹如做等长运动),以震颤患者胸壁,5 ~ 7 次,每一部位重复 6 ~ 7 个呼吸周期。震颤应在每个部位被叩击后进行,且只在呼气期进行,震颤后要鼓励患者运用腹肌咳嗽。

(3)体位引流:又称姿势性排痰,是利用重力作用使肺、支气管内的分泌物流入大气道后咳出,因而也称重力引流。体位引流适用于支气管扩张、肺脓肿等有大量脓痰的患者。严重的心血管疾病,如肺水肿、近期大咯血的患者禁忌体位引流。

（4）机械吸引：适用于咳嗽反射减弱或消失、意识不清及分泌物黏稠、无力咳出者。吸痰可经患者的鼻腔、气管插管或气管切开处进行。要注意选择合适的吸痰管及无菌操作。进行左右旋转吸引，每次吸引时间不超过 15 秒，两次抽吸间隔时间一般在 3 分钟以上。为防止吸痰引起低氧血症，重症患者在吸痰前后应适当提高吸入氧的浓度。

6. 临床心脏康复治疗如何分期

心脏物理康复分为以下 3 个康复期：

● 第 I 期（院内康复期）：住院期间的康复和预防服务，主要包括术前教育、术后 ICU 康复训练、术后普通病房康复训练以及出院前指导。

● 第 II 期（门诊康复期）：一般在出院后 1 ~ 6 个月，瓣膜病术后常规进行 2 ~ 5 周的康复。

● 第 III 期（院外长期康复）：也称社区或家庭康复期，也就是为手术 6 ~ 12 周后的院外患者提供的康复服务，为第 II 期康复的延续。

7. 院内康复期的康复计划是怎样的

院内康复计划包括以下几个方面：

● 术前教育：让患者术前了解手术的基本情况，术中、术后可能出现的问题以及应对方法、康复治疗的内容和饮食注意事项等。

● 术后 24 ~ 48 小时内的活动多限于呼吸训练、手脚的简单运动和简单的生活自理。

● 术后 2 ~ 3 天内鼓励患者坐在床外（如椅子或沙发上），短距离散步和自己穿衣服。

● 出院前由医师给患者提供家庭锻炼计划，以指导最初 6 周内的恢复和家庭锻炼，写明可以进行哪些活动，不能进行哪些活动。

8. 怎样练习深呼吸

● 方法：①把双手分别放在两肋旁；②用鼻深深吸气，以帮助扩张肺底部;③稍停一会,再用口呼气。

　　● 频率:①每半小时进行10次;②每5次休息片刻或进行有效咳痰。

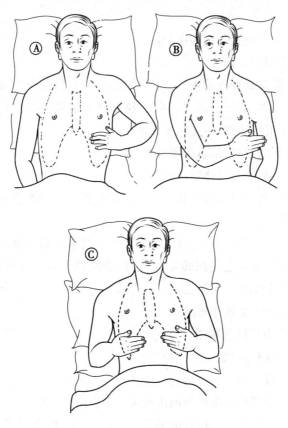

● 深呼吸运动

9. 怎样练习腹式呼吸

　　(1)腹式呼吸的作用:腹式呼吸能够增加膈肌的活动范围,而膈肌的运动会直接影响肺的通气量。研究证明,膈肌每下降1cm,肺通气量可增加250～300ml。坚持腹式呼吸半年,可使膈肌活动范围增加4cm。这对于肺功能的改善大有好处,是老年性肺气肿及其他肺通气障碍的重要康复手段之一。

　　● 扩大肺活量,改善心肺功能。腹式呼吸能使胸廓得到最大限度的扩张,使肺下部的肺泡得以伸缩,让更多的氧气进入肺部,改善心肺功能。

　　● 减少肺部感染,尤其是降低患肺炎发生的可能性。

● 改善腹部脏器的功能。腹式呼吸能改善脾胃功能,有利于舒肝利胆,促进胆汁分泌。腹式呼吸还可以通过降腹压而降血压,对高血压患者很有好处。

● 对安神益智也有一定的作用。

(2)腹式呼吸的方法

● 患者取卧位或舒适的坐位,也可采用自由站立位,全身放松。

● 两手指互握,置于身后并稍向下拉以固定肩带,同时身体稍前倾以放松腹肌,或身体稍前倾,两手支撑在桌面。

● 呼吸时腹部放松,经鼻缓慢深吸气。

● 吸气时用意念将气体吸往腹部。

● 呼气时缩唇将气缓慢吹出,同时收缩腹肌以增加腹内压,促进膈肌上抬,把气体尽量呼出。

● 卧位吸气时可用双手置于腹部,随吸气双手随腹部膨隆而向外扩张;呼气时腹部塌陷,双手逐渐向腹部加压,促进膈肌上移。也可将两手置于肋弓,在呼气时加压以缩小胸廓,促进气体排出。

建议:术前训练至熟练掌握。

(3)腹式呼吸的注意事项

● 右手放在腹部肚脐,左手放在胸部。

● 吸气时,腹部最大限度地向外扩张,胸部保持不动。

● 呼气时,腹部最大限度地向内收缩,胸部保持不动。

● 循环往复,保持每一次呼吸的节奏一致。细心体会腹部的一起一落。

● 经过一段时间的练习之后,就可以将手拿开,只是用意识关注呼吸过程即可。

● 呼吸过程不要紧张,也不要刻意勉强。

● 初学者应更加注意练习的过程和对身体的影响。吸气时,感觉气息开始经过鼻腔、喉咙充分集中于肺部,当肺部容积逐渐增大,而保持胸廓不动,就会迫使膈肌下沉,同时腹部略向外鼓起;呼气时向内收回腹部,膈肌向上提升,使大量浊气呼出体外。

腹式呼吸的关键是:无论是吸还是呼都要尽量达到“极限”量,即吸到不能再吸,呼到不能再呼为度;同理,腹部也要相应收缩与胀大到极点,如果每口气直达下丹田则更好。

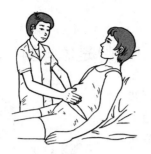

半坐位膈肌呼
吸训练的姿势

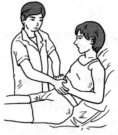

患者将双手置于
腹部以感觉膈肌
正确呼吸的动作

● 呼吸练习

10. 怎样使用物理呼吸器

物理呼吸器可以促进肺部有效膨胀，并使患者看到努力的目标。其具体用法如下：

● 将物理呼吸器垂直放于手中。

● 用口紧含嘴，深深吸气。

● 把1～2个蓝波吸起至顶部，保持1～2秒。

● 拿开喉嘴，把气呼出来。

频率：每半小时做10次，每做5次休息片刻。

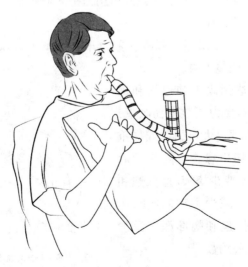

● 使用物理呼吸器练习

105

11. 正确的排痰方法（拍背、咳嗽）是怎样的

● **拍背**：患者取坐位，体疗师或家属拍背时手指并拢，掌心握成杯状，运用手腕的力量，在患者后背自下而上有节奏地拍打。

建议：拍背时隔一层薄衣服或单子，不直接拍打在患者皮肤上，力度以拍打部位与术后伤口不产生疼痛为宜。

● **有效咳嗽**：取坐位，身体稍前倾，双手环抱一个较薄的方形或圆形枕头，进行 5~6 次深而缓慢的腹式呼吸，然后深吸一口气，屏气 3~5 秒，身体前倾，进行连续 2~3 次短促而有力的咳嗽。咳嗽时收缩腹肌，或用自己的手按压上腹部，帮助咳嗽。

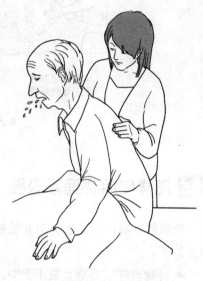

● 拍背

● **按扶伤口的咳嗽技巧**

方法：①先做深呼吸运动 5 次；②再用双手或利用辅助方枕按压伤口；③加少许压力；④用鼻大力吸气；⑤张开口用力把痰液咳出；⑥每次咳痰后，需放松呼吸；⑦再循环做一次。

建议：术后早期不建议连续咳嗽次数过多，进行 3~5 次咳嗽后，需进行 5~6 次腹式呼吸来调整呼吸。

注意：咳嗽以达到改善肺通气和促进肺复张为目的，不要为了咳嗽而咳嗽，咳嗽次数过多或力度过大可引起或加重伤口疼痛，不利于伤口愈合。随着术后康复，气道清利而无或少痰液、血氧饱和度满意后，可以适当减少主动的咳嗽次数。总之，在咳嗽排痰和胸部伤口保护之间取二者的最大公约数。

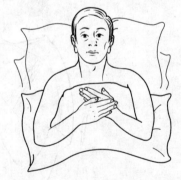

● 双手按扶伤口咳嗽

12. 怎样进行床上运动

● **握拳运动**:双手握拳,尽力握紧,保持 3 秒后放松。

● **勾踝绷腿运动**:脚踝往上勾,用力使小腿绷紧,保持 3 秒后放松。每天 2~3 次,每次动作 5~10 个。

建议:术后刚开始训练时,若无法连续做到 5~10 个,可左右交替进行,也可少量多次训练。

● **足踝和脚趾运动**:伸直双脚,把足踝及脚趾上下和左右旋转活动,以助血液循环。每小时做 20 次。

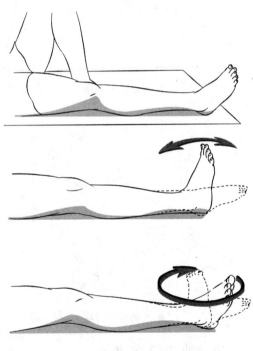

● 足踝和脚趾运动

13. 怎样进行运动训练

运动训练需要根据患者的具体病情逐步进行,一切运动训练均应在严密的遥测心电监护下进行。具体步骤如下:

● 被动运动:由治疗师或家属协助患者缓慢翻身、坐起,视情况进行床边坐位训练。

● 床上及床旁主动运动:①床上主动运动主要包括握拳、屈肘、踝绷、直腿抬高等训练,视患者情况予以弹力带轻至中等强度抗阻训练;②床旁主动运动主要包括床旁坐位训练及站立位训练等。

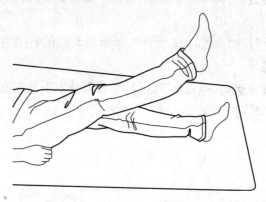

● 直腿抬高训练

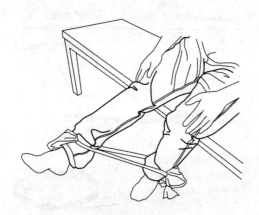

● 床旁坐位训练

● 床旁行走:5～10分钟,2～3次/天。
● 病房走廊行走5～10分钟,2～3次/天。
● 爬楼梯(1～2层)。

14. 术后前三天怎么活动

术后第一天:患者一般会在重症监护室,由于胸骨伤口/腿部伤口疼痛以及心包、纵隔和胸腔引流管的刺激,患者无法进行正常的呼吸、深呼吸以及必要的咳嗽,进而减少胸部扩张(特别是肺底部),出现肺塌陷及肺炎,分泌物增加,往往会导致术后肺部感染的发生。所以术后第一天,一旦拔除气管插管,患者就需要进行深呼吸锻炼,促进肺部尤其是肺底部扩张,减少痰液的产生。同时进行足踝和脚趾运动,防止下肢静脉血栓的形成。

术后第二天:在拔除胸腔引流管前,患者可以进行胸部扩张、咳嗽、脚踝和脚趾运动、主动和被动运动(所有肢体),包括洗脸、刷牙、吃饭等简单的活动。

术后第三天:在拔除引流管后,患者就可以进行热身和冷却运动了。暖身运动(1→7)/调整运动(7→1),每一步做 10 ~ 15 次。运动时保持呼吸顺畅,心跳不应过度加快。

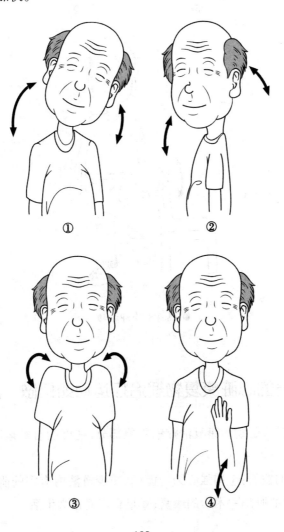

① ②

③ ④

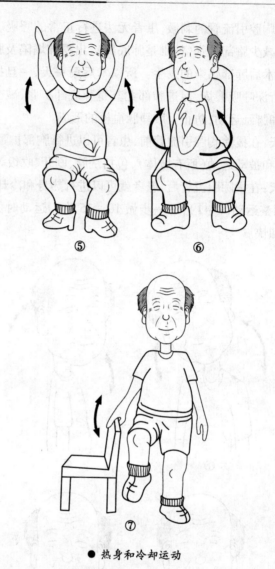

⑤   ⑥

⑦

● 热身和冷却运动

15. 出院后的心脏康复物理治疗运动如何做

有氧运动是心脏物理康复治疗的重要部分,适度的有氧运动可以促进心肺功能的恢复:

有氧运动的益处:①加强心肺功能;②减少血液内有害的胆固醇,防止血管栓塞;③加速心脏病手术后的康复;④早日恢复正常生活。

运动须知：运动时保持呼吸顺畅，心跳不应过度加快，如果出现以下任何一种情况出现，应立即停止运动：①运动时脉搏比正常快20或30以上及出现不规律现象；②出现气促（气喘程度指标2次或以上）；③辛苦感觉程度（有点辛苦或以上）；④眩晕。如果上述症状在运动停止后仍然持续，甚至加剧，应立即通知医师。

气喘程度指标：8秒内由1数至15，换气不能多于2次（若换气2次或以上，应立即停止运动）。

辛苦感觉程度：在运动时，患者应留意自己的辛苦感觉程度，自己衡量并综合全面的辛苦感觉，如腿部酸痛、肌肉疲劳、呼吸急促或体力不支等，切勿只留意某一种感觉。此外，应向医师准确表示辛苦感觉，不应夸大或压抑。

16. 出院后的有氧运动进度如何安排

患者在出院后的有氧运动应循序渐进，以利于机体的逐渐康复。进行运动时，运动量应根据个体的身体情况而定（可向物理治疗师咨询）。做运动应持之以恒，养成每天都做的习惯，以达到对心肺功能的保护作用及减低心脏病发的概率。

以下是运动进度安排的一个例子，供参考，其他运动也可参照进行（标准运动场1圈等于400米）：

每天步行运动：	步行距离	或	运动时间
第一阶段	标准运动场2圈		15分钟
第二阶段	标准运动场3圈		20分钟
第三阶段	标准运动场4圈		30分钟
第四阶段	标准运动场5圈		40分钟

注意：建议由第一阶段开始做（即出院时的运动量），约一周晋升一个阶段，注意要按个人体力而为。在身体无任何不适反应时才考虑进级。在进行晋级运动时，患者可能会感到轻微气喘、眩晕，有点辛苦的感觉；一旦出现心跳过快或不规律现象，应停止活动或降低活动量。

第八章

心脏瓣膜病手术患者
最关心的若干问题

    许多患者在准备心脏瓣膜手术前会感到紧张不安,这是正常的。所以,患者和家人对手术和康复过程需要有一个正确的认识和科学的态度。医师、护士会就患者的疑惑给予解释和正确指导,消除患者手术前的紧张心理。同时,患者及家属对手术过程和术后康复的详细了解也是手术顺利进行的重要保障。

    本章集中解答心脏瓣膜病手术患者可能面对的常见问题。这些问题基本涵盖了心脏瓣膜病患者及其家属所关注的所有问题,包括:住院前需要进行哪些准备,需要备齐哪些资料;术前需要进行哪些检查,各有什么注意事项;手术有哪些风险因素,如何进行呼吸训练等以化解风险因素;术前需要停用哪些药物,麻醉有关的可能风险及注意事项;手术过程是怎样进行的,术前、术中和术后各有哪些注意事项;术后在监护室如何度过,如何减轻恐惧心理且有利于术后平稳过渡;由监护室转回病房后如何锻炼以促进尽快康复;出院后患者还会有哪些不适,以及复查安排及出现什么情况应及时复诊等。

    各个医院的具体情况可能有所不同,所以,患者还应当从自己的手术医师那里获取更详细的技术信息和专业指导。

1. 患者住院前吸烟、喝酒会不会影响手术及麻醉效果

手术前的一段时间,医师会就你的准备情况提出具体的建议。任何心脏瓣膜病患者手术前最重要的是肺部的准备。如果你吸烟,应该在手术前至少戒烟2个月,当然越早越好。吸烟不但导致肺部痰液增多,而且容易引起冠状动脉痉挛、血液黏度增加、血压升高、心率加快,这些情况在手术过程中,以及术后都可能引起一些并发症。如果你经常饮酒,至少应该在术前一周戒酒,酒精会增加麻醉药的用量。如你目前的身体状况还好,各项检查基本正常,麻醉效果不会有很大影响。

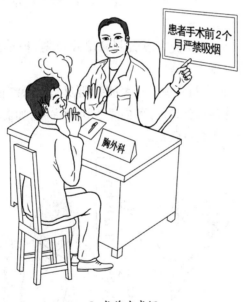

患者手术前2个月严禁吸烟

胸外科

● 术前应戒烟

2. 患者住院时应当携带什么

● 最好带上在其他医院的检查结果和住院资料,供主管医师参考,有助于对病情的判断,并减少不必要的重复检查。

● 尽量将正在服用的药物列一个详细的清单,或者携带近1个月来服用

的所有药物和原始包装,供医师参考。

● 列出曾经过敏或引起严重不良反应的药物和食物清单。

● 如果必要,请携带眼镜、助听器和义齿(假牙)。

● 心脏起搏器或除颤器置入患者须携带相关资料。

● 携带医保卡或其他医疗保险文书,以便办理相关手续。

3. 简单介绍一下病房管理

● 一般在早上7:30~8:00,病区护士会开始整理病房,患者应配合护士将个人物品收纳整齐,创造良好的病房环境,以方便治疗及休息。

● 每天上午为查房、治疗、护理时间。8:00~8:30主管医师和护士开始查房。除非特殊情况,在这段时间,患者不要离开病房,有什么情况可以和医师交流,有疑问可咨询。

● 查完房后,主管医师会为患者制订治疗计划,护士会进行治疗操作。此时患者可在病房内休息等待。

● 患者及陪、探视人员不要随意翻阅病历及其他医疗护理记录。患者如果要了解自己的病情及化验结果,可向主管医师询问;如需复印病历,可携带相关手续与医务处和病案室联系。

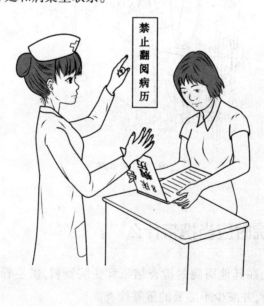

● 遵守探视规定

● 医院的探视时间一般为每天 15:00～20:00,每次探视人数为 1～2 人;身患感冒或其他传染病的人不宜探望患者,以避免交叉感染;不要把儿童带入病房;探视人员须遵守医院规章制度,不得擅自将患者带出院外;带给患者的药物必须经医务人员同意方可服用;带给患者的食物应干净卫生;不要谈论有碍患者健康和治疗的事宜;不要在患者的床上休息;陪侍人员和探视的亲友不要在病房高声喧哗,以便患者能够很好地休养。

● 为了便于照顾患者起居,一般医院允许留一人陪住。陪住人员可在晚间 9:00 熄灯后支折叠床休息。如果家属不能陪住,可经院内陪护中心聘请经过培训的护工进行陪护。

4. 住院患者在个人起居饮食方面应注意哪些

● 每天会有配餐员根据患者的病情及饮食通知单配制不同的饮食,并送到病区。

● 为了财物免受损失,请将贵重物品,如钱包、首饰、手表、手机等随身携带,以免丢失;妥善保管押金条,以便办理出院手续时使用。

● 保持病房整洁、安静。病房内设有管道氧气,不要在病房吸烟或使用电炉、酒精炉、电热器等。

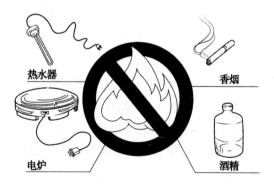

热水器　　香烟　　电炉　　酒精

● 不要在病房吸烟或使用电炉、酒精、热水器

● 患者在办理入院手续后,不可随意离开医院;遇到特殊情况,在病情允许的情况下,经医师同意,并办理请假手续(本人及监护人签字)后方可离院;离院后应按时返回,离院期间出现任何问题,责任自负。

● 病区每天 22:00 熄灯,请探视人员应于此前离开病房,为患者创造一个安静和舒适的睡眠环境。

● 住院期间,护士会教会患者使用呼叫器、床档,患者须准备防滑的拖鞋,防止跌倒和坠床。

5. 患者入院后的检查、治疗等主要由谁负责

● 入院后,科主任会根据患者的具体情况安排一位主管医师。这名主管医师在上级医师的指导下主要负责患者的检查和治疗,观察并记录病情变化和治疗效果。

● 患者所在病床尾卡上标明主管医师及主管护士的名字。

● 患者若有任何疑问,可向主管医师咨询,主管医师会处理或向上级医师汇报。患者也可与护士或护士长沟通。

6. 患者入院后,主管医师和主管护士首先会进行哪些工作

● **入院指导:**对于新入院的患者,医护人员会做详细的入院指导。患者在住院期间有什么疑问或要求,可及时与医护人员进行沟通。

● **询问病史及体格检查:**住院后在安排全面检查之前,医师会详细询问患者的病史,包括症状、以前的检查结果、家族性心脏病史等,然后进行以心脏为中心的全身检查。根据病史和体格检查结果,医师会安排不同的检查和治疗计划。每一位患者的病情不同,检查和治疗也就不一样。

● **测量体温:**体温是人体重要的基本生命体征之一,体温的高低能反映患者病情的变化。住院后,患者须常规进行体温检测,一般为每天 2 次。正常情况下,成年人的腋下温度为 36.6 ~ 37.4℃,超过 37.5℃为发热。新入院患者、发热患者和术后 3 天以内的患者每天测量体温 4 次。

测量方法:

√ 先将体温计玻璃管内的水银甩回到水银头内,刻度为 35℃以下;

√ 测体温前先擦干腋窝;

√ 将体温计的水银头放在腋窝深处,紧贴皮肤,夹紧体温计,10 分钟后取出。

● **测量血压**：在安静状态下，正常人的血压为 90～140/60～90mmHg，睡眠或休息不好时，血压可能会稍有增高。此外，情绪激动、紧张、恐惧、兴奋、剧烈运动、吸烟可使血压升高。饮酒、摄盐过多、药物对血压也有影响。

测量血压前勿进行剧烈活动，应安静休息 15 分钟，以保证测量的结果准确可靠。一般右上肢血压比左上肢血压高 5～10mmHg，因此每次测血压应选择同一侧肢体。

7. 手术患者住院期间的主要治疗经过是怎样的

● 对于心功能状态较好的患者，住院当天起即可逐步完善各项检查，等待安排手术。

● 对于合并糖尿病、高血压或心肺功能较差的患者，术前要进行血糖、血压和心肺功能的调整。在等待手术期间，可进行肺功能锻炼。

● 术后，患者返回 ICU，由医护人员进行 24 小时不间断监护；1～2 天后，根据患者身体恢复情况，病情稳定者转回普通病房继续治疗；术后 1～2 周，各项指标趋于正常后可安排出院。

8. 患者入院后的主要检查有哪些？需要多长时间完成

● 患者入院后须常规检查血、尿、便常规，血生化系列（血糖、血脂、肝肾功能、电解质等），免疫系列（肝炎、梅毒、艾滋病等），心电图，X 线胸片，心脏彩超，冠状动脉造影等。一般可于 1～2 个工作日内完成。有些检查需要空腹（护士会进行详细介绍）。

● 主管医师根据检查结果，向患者或家属初步交代病情、治疗方案及所需治疗费用等。

● 若为疑难病症，需行 CT、心血管磁共振或心导管造影等检查以进一步明确诊断者，则检查时间相应延长。

● 待所有检查完成，经科内讨论后拿出最后的治疗方案，然后主管医师进一步与家属沟通，与家属取得一致意见后安排手术治疗。

9. 在其他医院做过的检查需要重做吗

　　有些化验检查时效性很强,可能需要重做。近期在经验丰富的医院或大型三级甲等医院做的比较贵的创伤性检查(如冠状动脉造影等)如能满足临床要求,基本不用重做。处于生长发育阶段的儿童,病情变化较快,对于诊断复杂先天性心脏病的心导管造影检查,如果超过 3 个月,有可能需要重做,以明确病情的变化和确定手术指征。

10. 住院后多长时间能安排手术

　　什么时间安排手术,主要取决于患者的病情和全身的功能状态。
　　● 对于诊断明确,全身状态良好,没有手术、麻醉禁忌证的患者,可在住院后第 3 天左右安排手术。
　　● 对于急诊患者,可在住院当天进行手术。
　　● 对于诊断不确定、一般状态较差、心力衰竭或合并感染的患者,需要一定的时间,在明确诊断、调整心功能和全身状态后才能安排手术。

11. 手术安排的主要依据是什么

　　主要按患者病情轻重和入院先后顺序进行安排。
　　● 病情较轻的患者,待各项检查完善后,按入院的先后顺序安排手术。
　　● 急诊患者,手术前检查准备齐全后安排手术。
　　● 对于有上呼吸道感染的患者,需治愈感染后再手术。
　　● 病情重、心肺功能较差的患者,术前需调整心肺功能至最佳状态方可行手术治疗。
　　● 需要限定时间手术的复杂先天性瓣膜畸形患儿,诊断明确后尽早安排手术。
　　● 如果患者有特殊情况,可与主管医师沟通解决。对每一例手术,科主任都会亲自审核,严把手术适应证,以确保患者的安全。

12. 心脏手术方案是如何确定的

心脏是人体最重要和最复杂的器官,须全面细致地进行疾病的诊断,根据患者病情、全身功能状态和个体特异性制订手术方案。对于疑难、罕见和危重病例,需要进行科内或院内会诊讨论后确定最佳手术治疗方案。当然,对于少数患者,由于术前诊断的不确定性,术中有可能会根据病情改变手术方案,在手术中根据实际情况决定手术方式以取得最佳手术效果。

13. 为什么年龄越大手术风险越大

高龄患者手术主要面临三大难关:一是老年人器官衰退,手术耐受性差。二是合并症增多,如高血压、糖尿病、脑血管病、肾功能不全、慢性支气管炎-肺气肿等,牵一发而动全身。以心脏瓣膜手术为例,术中、术后容易出现心力衰竭、肾衰竭、呼吸衰竭等危险情况。三是手术后恢复慢,卧床时间长,术后容易发生感染,导致肺炎,有的老年人还会出现静脉血栓、尿潴留等问题。

心脏瓣膜置换术,需要开胸和建立体外循环,术后并发症有严重感染、血栓栓塞、肝衰竭、肾衰竭、呼吸衰竭等,易危及生命,因此对患者身体条件的要求较高,年龄选择一般在65岁以下,并要求患者术前呼吸功能、肝肾功能基本正常。

当然,年龄要求也不是绝对的。患者能否手术,最主要是看其身体条件,如心肺功能、肝肾功能、血糖水平、血压水平等。很多七八十岁以上的老年人,一般身体状况还可以,心肺功能相对来说也不太差,也许能耐受手术的打击。但不管怎么说,高龄患者的手术风险肯定高于青壮年患者。

14. 肺部疾病对心脏手术有影响吗

慢性肺部疾病对手术本身影响不大,但对术后恢复有一定的影响。有呼吸困难、咳痰和气喘等慢性阻塞性肺疾病症状的患者,术后肺部并发症的发生率是正常人的 2 ~ 6 倍。近期发生呼吸系统感染、气管分泌物增多者,术后容易发生肺不张和肺部感染。因此,对于非急诊的心脏瓣膜病患者,术前最好彻底控制呼吸系统感染。

15. 手术前为什么要不断进行呼吸训练? 怎样掌握正确的咳嗽和呼吸方法

心脏手术需要在气管插管和人工机械通气的情况下进行。受气管插管和手术刺激等因素的影响,术后患者呼吸道会有较多分泌物,特别是原来抽烟或患有慢性支气管炎或肺心病的患者。此外,手术切口疼痛会影响呼吸和排痰。因此,术前患者应预防感冒,减少家属探视,加强腹式呼吸,掌握有效的深呼吸和咳嗽排痰技巧。咳嗽有利于预防术后发生肺炎、肺不张等呼吸道并发症。术后患者应尽可能早坐,早活动,适度咳嗽,以排出痰液,保持呼吸道通畅,这些将有效减少肺部并发症的发生。

术前咳嗽训练方法:

● 取坐位或半坐位,上身稍向前倾,双手交叉按在胸壁伤口部位,咳嗽时以手支托伤口。

● 做一个深呼吸,张嘴将气呼出。然后,连续 3 次短呼吸,干咳一声。

● 嘴保持微张,快速深呼吸后,用力咳嗽 1～2 次。

深呼吸运动(腹式呼吸)方法:

● 取半卧位或坐位,一手置于胸前,另一手放于腹部。

● 用鼻吸气,用口呼气。

● 呼吸要深长而缓慢。一呼一吸掌握在 15 秒钟左右。即深吸气(鼓起肚子)3～5 秒,屏息 1 秒,然后慢呼气(回缩肚子)3～5 秒,屏息 1 秒。

● 每次 5～15 分钟,做 30 分钟最好。

● 身体好的人,屏息时间可延长,呼吸节奏尽量放慢,呼吸幅度尽量加深。身体差的人,可以不屏息,但气要吸足。每天练习 1～2 次,坐式、卧式、走式、跑式皆可,练到微热、微汗即可。尽量做到腹部鼓起、缩回 50～100 次。呼吸过程中如有口津溢出,可徐徐下咽。

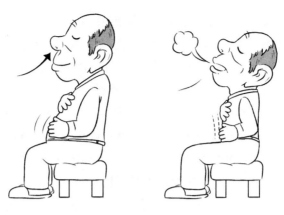

● 腹式呼吸练习

16. 手术之前为什么必须锻炼在床上大小便

　　体外循环的患者,术后将卧床一段时间,如果不习惯床上大小便,加上术后伤口疼痛,情绪紧张,易发生腹胀及尿潴留,因此须术前练习在床上大小便,以免造成不必要的痛苦。

　　留置尿管期间,患者清醒后会因异物刺激感而有尿意,这是正常的,不必过于紧张。当患者完全清醒后,护士会拔除尿管。

17. 手术前,特别是在手术前一天晚上,特别紧张,不能入睡,怎么办

　　当被告知需要进行手术治疗瓣膜疾病的时候,患者感觉到忧虑是很正常的。患者要放松心情,若有疑问可咨询医护人员。家属可配合做些安慰工作。

　　手术前充分休息,保持旺盛的精力对手术和术后恢复很重要。若患者因为紧张晚上不能入睡,可报告值班医师。值班医师会给予一些药物帮助睡眠。

18. 手术前一天医师、护士会有哪些安排

　　● **备皮**:剃除胸部和会阴部皮肤的毛发,以减少感染的发生。对于同时

需要行冠状动脉旁路移植术（冠状动脉搭桥术）的患者，还要同时将双侧上、下肢皮肤的毛发剃除，以便手术时取桡动脉、大隐静脉等桥血管。

● **配血**：一般上午抽血，标本送输血科，进行血型鉴定和配血，以备术中或术后需要。血库会提供经过严格检查的血液。

● **皮试**：青霉素类和头孢类抗生素等使用前需要皮试。皮试前，患者要告诉护士，自己有无过敏病史及对何种药物和食品过敏，特别是有无青霉素过敏史。皮试有点疼，但患者不必紧张，皮试后平卧休息，不要离开病房，不要搔抓皮试处，如有不适请及时告知医护人员。10~20分钟后观察皮试结果。皮试阳性时，患者会感到头晕、恶心、气促、胸闷、心悸、冷汗、手足麻木、发冷，以及局部发红、瘙痒和皮疹变大等变化。

● **输液**：有些患者术前需要输液。静脉输液时，输液的肢体应相对制动，以免针头脱出。如有发冷、寒战、头晕、气紧或其他明显不适时，应及时通知医护人员。输液时，心功能良好者滴速可稍快，年老体弱和婴幼儿滴速宜慢，血管活性药物用输液泵输注。对于同时需要行冠状动脉搭桥术的患者，应避免选用大隐静脉输液。

● **饮食**：术前一天晚上，患者可像往常一样进晚餐，饮食应尽量清淡、易消化，如面条、粥等。成年人术前禁食8~12小时，小儿术前禁食4~6小时。这样，胃在手术时是排空的，麻醉后不会发生呕吐而导致食物呛入气管。如果患者未能遵守这些规定，手术可能需要延迟或取消。

● **肠道准备**：对于有些便秘的患者，护士要在手术前一天晚上8:00给患者灌肠，以清除肠道内的污物。灌肠后，患者不可再进食。

● **休息**：术前晚上，患者要好好休息，这对第二天的手术成功是很重要的。平时睡眠不好患者要提前告诉医师，以准备好帮助睡眠的药物。

● **心理指导**：主管护师会向患者介绍手术相关问题，帮助患者放松心情，保持良好的睡眠和休息。

● **环境介绍**：主管护士会介绍手术和监护室的情况。在条件允许的情况下，主管护士会带患者参观监护室的环境，介绍术后所用仪器，以减轻术后由机器发出的噪声对你的影响，以减轻或消除你的焦虑和恐惧心理。

● **护理说明**：主管护士向患者进行护理说明，告知手术的重要性、麻醉的效果、放置各种引流管的目的及注意事项、术后可能出现的不适合、术后监护所用的仪器、用呼吸机治疗期间的配合，以及如何用非语言表达自己的不适与需求，并了解患者是否已练好深呼吸和有效咳嗽。

● **手术介绍**:主管医师会向患者介绍整个治疗过程,使患者在做好思想准备的同时不会过度紧张,相信通过各方面良好的配合会得到满意的结果。

● **麻醉介绍**:麻醉医师会向患者解释麻醉的作用及预期效果。

● **签署手术知情同意书**:术前,手术医师会向患者和(或)亲属详细交代手术细节、预期效果和面临的风险。医学科学是一门不断完善和发展的科学,随着科学的进步和技术的发展,手术成功率越来越高,但并不是每一例手术均能成功或没有并发症。患者和家属要充分考虑手术风险和面临的后果,同意并签字后方可安排手术。

此外还需注意,手术当天早晨不可化妆,以免影响医护人员观察患者皮肤颜色有无变化。

心脏瓣膜手术中和手术后可能发生的意外情况、并发症及危险

包括但不限于以下情况:

● 麻醉意外、体外循环意外(包括气栓、血栓、栓塞、偏瘫、昏迷、心搏骤停等)、药物过敏反应。

● 术中、术后出血、渗血、凝血机制障碍、活动性出血、心脏压塞,必要时需开胸探查。

● 术后伤口或胸骨感染,延期愈合或需要二次清创。

● 术中、术后心搏骤停、心脏复苏困难、各种严重心律失常,房室传导阻滞,必要时需安装起搏器。

● 术中、术后出现难以纠正的水、电解质及代谢等内环境紊乱。

● 感染(包括局部及全身):如败血症、感染性心内膜炎、肺炎、肺不张、胸腔积液、脓胸、纵隔炎、胸骨切口感染、桥血管获取部位感染等。

● 术中发现与术前诊断不一致,可能根据术中情况改变术式或终止手术。

● 术后出现残余分流、梗阻、瓣膜关闭不全或狭窄。

● 术后出现低心排综合征,肝、肾、肺、脑等脏器的并发症及功能衰竭。

● 术后肺呼吸功能衰竭,需气管切开,长期机械通气。

● 围术期急性肾衰竭,必要时需要透析治疗。

● 人工瓣膜置换术术后出现瓣失灵、瓣周漏、心脏破裂、冠状动脉损伤,必要时需再次手术。

● 机械瓣置换术后,患者需终身抗凝,可能出现与抗凝有关的血栓、栓塞、出血等并发症。

● 围术期必要的有创检查和介入治疗所引起的并发症。

● 所输血液虽经供血机构按照国家规定进行严格检验,但受目前医学技术水平所限,难以避免因输血引起病毒感染(如乙型肝炎、丙型肝炎、艾滋病等)和其他不良反应。

以上情况均有可能发生,轻者可导致重要脏器功能受损,严重时可能延长住院时间、增加医疗费用,甚至导致患者残疾或死亡。

19. 手术前患者/家属需要做什么

● 交齐住院押金。

● 主管医师与手术医师共同或分别向患者/家属交代手术风险。患者/家属在理解并同意手术后签字。

● 麻醉师会交代麻醉的风险,并告知什么时候就不能再进食了。若手术安排较晚,通常会在手术前给患者输液,以防止脱水、发热及低血糖。

● 患者个人卫生准备:术前洗浴,可有效减少术后伤口感染和不愈合的发生;应尽可能用抗菌浴液或皂液进行洗浴,还应剪指甲、剃胡须等。

● 家属应安抚患者不要紧张,以轻松、愉快的心情面对手术。

● 准备患者用的便壶和尿壶。

● 准备患者禁食前的食物。

20. 为什么要进行麻醉

麻醉的作用是消除手术引起的心理和身体的疼痛及不适,为手术提供良好的条件并保证患者的安全。麻醉医师是外科里的"内科医师",采用一些无创和有创监测手段,以用药为主配合其他方法,维持术中呼吸、循环等重要生命体征稳定,避免或减少手术和麻醉本身引起的一些并发症,促进患者术后恢复。

21. 手术前麻醉医师为什么要访视患者

麻醉前访视能够使麻醉医师更好地了解患者机体各方面的情况,确定麻醉方案并预测术中可能发生的情况,做好各方面的准备,也是为了让患者了解自己的麻醉医师和采用的麻醉方法、麻醉存在的风险及围术期应注意的问题,并签署麻醉同意书。患者应就自己关心的问题与麻醉医师进行交流,在手术中更好地配合麻醉和手术。

22. 手术的麻醉医师是如何安排的? 患者可以自行选择吗

麻醉科一般会根据患者的手术类型、具体病情和个体的特殊情况,结合每位麻醉医师的特长,安排一位最佳的麻醉医师。对于危重、复杂和特殊患者,会在科主任或经验丰富的高年资医师主持下进行全科讨论,制订最佳麻醉方案。术中如果出现特殊情况,经验丰富的高年资医师会亲临指导。有些医院曾开展"点名麻醉",但在大多数医院患者不能自行选择麻醉医师。

23. 麻醉是不是很简单,打一针麻醉药 手术不疼就行了

不是的。麻醉实际上很复杂,手术时使患者不感到疼痛仅是麻醉工作的一部分。麻醉医师在术中要监护患者的生命安全、施行各种治疗、维持呼吸和循环稳定、避免或减少各类并发症,为手术提供一个最佳环境。手术前有创诊断检查的监护与麻醉,以及手术后镇痛也是麻醉工作的一部分。麻醉和打针一样,只要和麻醉医师配合好,操作就会顺利,痛苦也就会减小,不会很痛。

24. 以前做麻醉不太顺利，对这次手术麻醉有影响吗

这个问题很重要。上次麻醉经过对本次麻醉有重要的参考意义，特别是一些意外或特殊情况，了解这些情况，有助于麻醉医师制订麻醉方案，避免同样的意外情况再次发生。因此，患者最好把所了解的情况都告诉麻醉医师，供其参考。

25. 全麻是不是比其他麻醉方式危险大

不是的。麻醉医师会依据手术部位、手术方式、全身状况及患者安全等角度选择麻醉方式，在监测及控制患者各项生命指标方面相对更安全。有时候，全麻手术患者会感觉更舒适，好像睡一觉手术就结束了。

26. 过敏体质对手术有影响吗

过敏体质对手术本身没有影响，但对围术期管理有一定的影响，因为围术期要使用包括抗菌药物在内的很多药物。对鱼、虾过敏者，对心脏手术术后使用的一些药物（如鱼精蛋白）过敏的可能性增大。通过采取一定的预防措施，可将影响控制到最小。

27. "左撇子"对麻醉或手术有影响吗

"左撇子"本身对麻醉没有影响，但在进行动脉血管内直接测压时要考虑。一般动脉内测压选择左手，但"左撇子"患者要选用右手，万一出现并发症，可保证起主要作用的左手不受影响。另外，如果取桡动脉进行冠状动脉搭桥手术，常规取左侧桡动脉，对"左撇子"患者则应取右侧桡动脉。

28. 手术和麻醉之前患者/家属签署知情同意书时,医师介绍的并发症和危险都会发生吗? 发生率高吗

　　无论是外科医师、麻醉医师还是灌注医师讲的手术、麻醉和体外循环的并发症,都是临床上曾经发生过或可能发生的,但并不是每位患者都会出现这些并发症,特别是严重并发症的发生率很低。随着科技的进步和医学的发展,心脏瓣膜病手术的效果在不断提高。

29. 手术前一直服用的抗心绞痛、降血压、降血糖、控制心率等的药物,术前要停用吗

　　● 所有抗心绞痛药物均应持续应用至手术当天早晨,以预防缺血症状的复发,并维持一个更为稳定的麻醉过程。术前使用 β 受体阻断药可以降低冠状动脉搭桥患者死亡率。

　　● 抗高血压药物(包括利尿剂、β 受体阻断药和钙通道阻断药)也应当在手术当天早晨服用,以防止血压反跳,并维持一个更为稳定的麻醉内环境。使用血管转换酶抑制剂(ACEI)或血管紧张素受体阻断药(ARBs)的患者在体外循环术中及术后早期血管张力较低,手术当天早晨应当限制此类药物的服用或停用。

　　● 如果用于控制心率,手术当天早晨应继续服用地高辛。

　　● 利尿药应继续应用至手术当天早晨。由利尿药引起的低钾血症在手术中通常不是问题,因为手术中用于心肌保护的心脏停搏液中钾的含量很高。

　　● 糖尿病患者手术当天早晨避免口服降糖药物或应用胰岛素控制血糖。手术时会监测血糖水平,必要时医师会用胰岛素控制血糖。

　　● 抗心律失常药物应持续应用到手术时。长期服用胺碘酮与术后呼吸功能衰竭有关,因此,如果出现任何肺部并发症,应在手术完成后停用胺碘酮。但由于胺碘酮的半衰期较长,术前短期停用胺碘酮效果不好。

　　● 进行心脏手术的所有患者,均应给予他汀类药物,可以减少房颤的风险及手术死亡率,还可以减少术后精神障碍的发生。

● 精神类药物：长效抑制药应在手术前2周停药，短效抑制药应在手术前1周停药。

● 其他：激素和抗排斥药物（进行的移植患者）须继续使用。

30. 为什么正在服用抗凝药或抗血小板药的患者在手术前必须停药？应该什么时间停

抗凝药及抗血小板药都是抑制凝血的药物，应在术前一定时间内停用，以减少术中和术后出血。出血多，使用库血就多，除增加费用外，输血导致传染性疾病的机会也会增多。

● 华法林应在术前4~5天停药，以使INR恢复正常水平。紧急手术时，静脉注射5mg维生素K_1可迅速降低INR值，或应用新鲜冰冻血浆。

● 对于合并重度冠状动脉病变的患者，静脉肝素通常持续应用至手术时；但作为过渡用药时，可在术前4小时停药。

● 低分子肝素术前应至少停用12小时，一般停用18~24小时。磺达肝癸钠的半衰期较长，术前应至少停药48小时。

● 短效血小板Ⅱb/Ⅲa抑制药（替罗非班、依替巴肽）应在术前4小时停用。

● 阿司匹林术前应停用3~5天。

● 氯吡格雷和普拉格雷术前应停用5~7天。停用氯吡格雷7天，血小板功能可恢复到正常的50%；停用14天，血小板功能可恢复到正常的70%。应用替卡格雷的患者，术前应至少停药24~36小时。

● 应用阿昔单抗或溶栓药的患者，手术应延时12~24小时。

● 非甾体抗炎药也有一定的抗凝作用，应于术前7~10天停用。

31. 进入手术室之前为什么要用术前药？要注意些什么

医师会让患者大约在术前1小时口服术前药或术前10分钟注射术前镇静剂（也叫术前针）。术前用药主要包括麻醉药（吗啡等）、镇静药（地西泮等）、减少呼吸道分泌物的药物（东莨菪碱等），以及H_2受体阻断药（西咪替丁或雷尼替丁等),其主要作用是镇静、安神,减少腺体分泌、降低胃液酸度,并有一定的镇痛作用,以帮助患者放松心情,减少紧张情绪,减少唾液腺等腺体的分泌,使全麻插管更为安全、顺利。用药前,患者应先排空小便,脱去衣裤后躺在床上休息。用药后,患者会感到口干,并想入睡。

32. 为什么有轻微发热也要延后手术

手术和麻醉,特别是体外循环心脏手术,对患者的机体是一个不小的打击,会导致机体抵抗力降低,激发体内潜在的致病因素。发热一般表示体内有细菌或病毒感染,手术引起的抵抗力降低会加重这些感染,不利于术后康复。因此,若患者有发热现象,应延后手术。

33. 手术当天要做什么

● 在进入手术室前,患者应将首饰、手表等贵重物品交给家人保管,不要带进手术室;将角膜接触镜(隐形眼镜)、发夹、义齿等取下来,以免在手术中受到意外伤害(如无法取下,一定要向护士及麻醉师讲明)。患者家属则会根据要求安排在医院特定的地方等候。

● 手术时间临近时,手术室人员会用外用手术对接床将患者推至手术室,然后换至内用手术对接床,再送至手术床上。

● 进入手术室的医护人员穿着统一的工作服,戴口罩、帽子,以保持手术间的无菌,减少感染的机会。患者可能认不出手术医师,但不必紧张,会有医护人员时刻守候在旁。

● 患者的手部和脚部会被戴上监护装置;静脉和动脉也会置入一些细的导管,以便进行血压、中心静脉压监测和输液、输血;还需要插入尿管,以便观察排尿情况。

● 采用全麻的方式进行麻醉。全麻前,患者取仰卧位,麻醉师会用面罩给患者吸氧。此时患者不必紧张,只须轻松地配合医师。在手术开始前,患者会不知不觉地进入梦乡。麻醉期间,麻醉师会持续观察患者的生命体征,使患者安全无痛地渡过手术期。

● 大多数情况下,在手术过程中的某一时间段,体外循环灌注师会用一个人工心肺机(体外循环机)来代替患者的心脏的泵血和肺的呼吸功能,使心

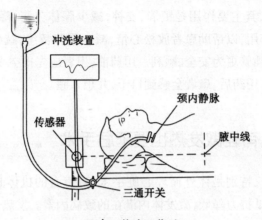

● 中心静脉压监测

脏暂时停止跳动,以便进行心脏手术。

● 手术大多数情况下采用胸部正中切口,也可能采用腋下直切口或前外侧切口,或应用胸腔镜进行手术。

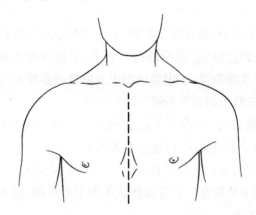

● 胸部正中切口

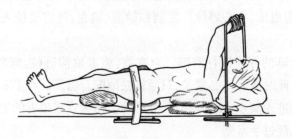

● 胸腔镜手术体位

● 手术时,患者家属应在特定的地方等候,使得医师和护士能集中精力进行手术。手术时间的长短依手术难易程度而定,多数为 3 ~ 6 小时(包括术前准备、麻醉、手术和术后清醒等时间)。

34. 患者手术后入住重症监护室期间家属需要做什么

一般,患者手术后转入重症监护室(ICU),家属可在病房等候。一些医院也可能需要家属携带自己的物品离开病区到医院专为家属准备的招待所等候,以便及时联系,为患者提供生活必需品、饮食等。患者自 ICU 返回病房时,再另行安排病床。

35. 手术结束后患者在哪里继续治疗

手术结束后,手术医师、麻醉师和手术室护士会将患者送入 ICU。麻醉师会向监护室医护人员交代术中情况,交接病情。在监护室内,专业医护人员会 24 小时守候在患者身边,定时测定生命体征,保证安全度过术后危险期。

36. 患者在术后多长时间能清醒

麻醉药代谢的速度因人而异,所以很难准确地说患者会在术后多长时间醒来。有些人可在 2 ~ 3 小时后恢复知觉,有些人可能需要更长的时间。在可以活动手和脚之前,患者先能够听到声音和睁开眼睛,之后不久思维和身体知觉就可以完全恢复了。

37. 患者醒来后可以说话吗? 如果不能说话,该怎么办

刚完成手术时,患者嘴里有一根气管插管,连在呼吸机上帮助呼吸。当患者完全清醒,病情稳定,自主呼吸恢复后,即可脱去呼吸机,拔除气管插管。

患者刚清醒时,由于口中有气管插管,无法讲话,但细心且经验丰富的护士会通过观察各种表情和手写交流明白患者的需要。带呼吸机期间,患者应全力配合医护人员工作。医护人员会应用一些保护措施,来确保患者在麻醉未完全清醒时,不会无意识地拔除气管插管。

38. 术后患者身上留置的导管或导线有什么用

患者醒来后,可能会发现有一些管子或者导线连在身体上,这些都是术后顺利恢复必不可少的,切不可随意拔除,以免发生危险。比如:

● 手臂上的留置针:用来输液或抽取血样。

● 颈部或锁骨下的中心静脉插管:用来输液和监测中心静脉压。

● 桡动脉或股动脉插管:用来监测血压。

● 胸壁或者腹壁留置管:用来引流心脏或胸腔渗出的液体,否则这些液体会在患者体内积聚,压迫心脏和肺脏。

● 固定于皮肤上的电极和电线:用来监测心脏跳动的频率和节律。

● 胸前可能会有一些细小的电线从皮肤穿出,连接心脏与一个临时心脏起搏器,用于避免心脏跳动过慢。

● 从尿道口插入膀胱的导尿管:用来引流你的尿液。

● 从鼻腔插入的胃管:用来预防胃胀和呕吐,必要时可经胃管喂药和食物。

39. 怎样应对术后不适

● 重症监护室(ICU)通常日夜保持灯火通明,而且环境比较吵。在这种环境下,患者或许不能很好地休息,有时甚至很难知道几点钟了。不过一般患者不会在 ICU 里面待很久,所以不必迷惑或者烦躁,有问题可以询问护士。

● 术后患者需要用微量泵输注一些血管活性药物,如多巴胺、硝酸甘油和镇静药等,因此一定要确保管路通畅,防止脱落,以免影响给药。若听到"嘀嘀"声,可能是监护仪或是输液泵在报警,此时不要紧张,医护人员会及时处理。

● 术后早期会留置尿管,有时会有些刺激,患者会有尿意,不必担心,尿液会经导尿管自动排出。当患者完全清醒,可以自主小便后,护士会拔除尿管。

● 全麻后患者可能感到昏昏欲睡,记不起手术当天发生的事情,这是正常现象,持续时间不会很久,因此不必担心。

● 一些患者会有恶心或呕吐,这可能是麻醉药的不良反应,应及时告诉护士。有多种止吐药物可以帮助减轻恶心或呕吐等不适。

● 手术后,绝大多数患者会有一定程度的疼痛。这种疼痛来源于伤口的创伤。在患者恢复的过程中,医护人员会来了解疼痛的程度,并适当使用止痛药。疼痛会导致紧张、活动受限和妨碍休息,止痛药物有时虽然不能完全解除疼痛,但可以减轻疼痛或使患者感到舒服些。

40. 在气管插管期间有痰怎么办

在患者气管插管期间,如果有痰,医护人员会进行吸痰,以防止痰液堵塞气管。吸痰时,患者应尽力配合,不要乱动;医护人员也会小心操作,减少患者的痛苦。

41. 什么时候可以拔除气管插管

当患者完全清醒、恢复自主呼吸后,医护人员会评估患者的身体状况。如果患者病情平稳、循环稳定、氧合满意、引流不多,各项监测指标及化验指标符合拔管指征,医护人员会为患者拔除气管插管。

42. 拔除气管插管后会有什么不适? 饮水和进食需要注意什么

拔除气管插管后,患者可能会感到口干咽燥、嗓子疼痛,这是由气管插管的刺激和十几个小时没进水所引起的。一般,气管插管拔除3~4小时后,患者能少量饮水;6小时后,只要身体状况允许,就可以逐渐从流质饮食过渡到半流质饮食再到正常饮食。患者的饮食没有禁忌,一般情况下可以选择一些想吃的食物,医师会提供一份根据患者身体状况制订的食谱。最初,患者可能没有饥饿感,但也应当摄入适量的食物和水果来提供康复所需要的营养。医师和护士会根据患者术后胃肠功能的恢复情况,帮助调整饮食。

43. 拔除气管插管后,如果想咳嗽又怕伤口疼痛怎么办

拔除气管插管后,患者还需要吸氧及雾化,以维持氧气供需平衡,稀释和排出痰液。保持肺部清洁是预防肺部感染、争取尽快康复的重要因素。患者应配合护理人员进行有效咳嗽、排痰,促进肺膨胀,避免无效的不停的咳嗽(哼哼),既要将痰液咳出,又要避免影响伤口愈合。咳嗽时双手交叉,按住伤口,可以减轻疼痛,并防止伤口裂开。

44. 拔管后就可以活动身体了吗

术后早期活动对心肺功能、胃肠功能恢复有积极意义,也有利于伤口的愈合和体能的恢复。术后 24～48 小时,患者可在医护人员协助下在床上坐起15～30 分钟,每天 3 次;拔除气管插管后,鼓励患者自己进食;心功能不全的患者可在床上进行力所能及的运动,如抬臂、屈膝、收缩腹部等;心功能良好的患者,拔除气管插管、尿管、胸管后可下床活动,以后根据病情增加活动量,以无心慌气短为度。

45. 手术后如何配合护士进行有效咳嗽

如果病情允许,家属可尽量扶患者坐起,先拍背,然后由护理人员或患者自己按住切口,进行有效咳嗽。使用腹式呼吸可以减少胸廓的运动幅度,避免伤口所在部位的起伏运动,对缓解术后疼痛能起到一定的积极作用。如果伤口疼痛影响咳嗽,可告知医师,考虑使用合适的止痛药。

46. 手术后在监护室期间应该注意哪些事项

● 术后清醒并且病情稳定后,护士会向患者介绍身上所置管道的作用及

如何保护,不要使其脱出。

● 吃饭、喝水时要用垫巾保护切口,活动时幅度应适当,以免各种管道脱开或脱出。

● 胸管位置应低于切口位置,以利于引流,并注意防止倒流,以免逆行感染。

● 如果是胸腔闭式引流,引流瓶内液面要低于引流管口至少60cm,以免深吸气时液体倒流。

47. 返回普通病房是否就意味着病情平稳了

刚回到普通病房时,患者的病情可能还不是很平稳,仍需要继续吸氧,进行心电、血压监护,有时还要继续使用临时起搏器,或辅以少量血管活性药物治疗。部分患者可能还没有拔除尿管和胸腔引流瓶。医师和护士会经常观察患者的全身情况,必要时会为患者的伤口换药。现在大多数医院均采用皮内缝合线,不需要拆线;如要拆线,一般在术后7天左右。

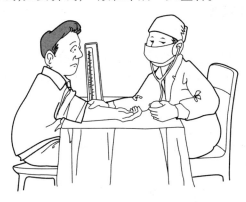

● 监测血压

48. 手术后伤口疼痛怎么办

术后几天内大多数患者会感到伤口有一定的疼痛或不适,但一般不会很严重,这是由手术切口创伤引起的。医护人员会给患者服用或肌内注射一些止痛药。随着身体逐渐康复,止痛药的需求会越来越少。

135

49. 为什么手术后一定时间内会一直有痰

手术时或术后,由于一些药物和气管插管的刺激,呼吸道分泌物增多,以及受心肺功能的影响,肺部炎性渗出增多,会有一些液体积存在肺内,因此术后患者常会有较多的痰液。医护人员会及时帮助清理肺内或气管内的痰液,以减少肺部并发症的发生。深呼吸和有效咳嗽是清除肺内痰液的最好办法,可以加速康复,并避免肺部并发症(如肺炎)的发生。用双手或一个薄枕护住胸部可以减轻咳嗽引起的疼痛,并且使咳痰更为有效。使用一些呼吸装置可以更为有效地排出痰液,如可以雾化吸入解痉药或祛痰药,以解除气道痉挛并稀释痰液。此外,术后护士会帮助患者翻身、拍背和咳痰,以利于痰液咳出,预防肺炎。

50. 手术后老觉得气不够用,怎样锻炼可以改善这种状况

肺功能不好的患者,术前就要用肺活量计来锻炼肺功能,术后气管插管拔除后,则要定期间断用肺活量仪进行锻炼。肺活量仪可以测定深吸气的容量,其用法如下:

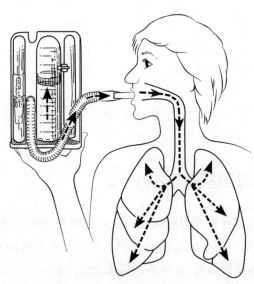

● 使用肺活量仪锻炼

● 正常呼出,然后用嘴唇紧紧地含住吸气筒。

● 吸气,慢慢地吸起腔内的活塞。当吸气完成后,移开吸气筒,正常呼气,以便活塞回落到腔内的底部。

● 休息。

● 重复上诉步骤 10 次。

51. 深呼吸的正确方法是什么

深呼吸时不单要使用胸部的肌肉,而且要使用腹部的肌肉,具体方法如下:

● 通过鼻子尽可能慢而深地吸气。

● 屏气,从 5 数到 10。

● 慢而完全地从嘴内将气体呼出。

● 休息。

● 重复上述步骤 10 次。

52. 返回普通病房后的运动量如何掌握

在普通病房恢复期间,患者要保持乐观和积极向上的态度,根据体力开始活动。最先开始的活动应该在床上进行,一两天之后就可以坐在椅子上甚至可以在病房中走动了。术后早期,患者可在室内和房间周围走动,走动时要扶着圈椅或有家人陪同,以免跌倒,感觉没有困难时,可以开始散步。这是一个很好而且有效的方法,能够有效地促进血液循环并加速康复。肢体恢复情况取决于运动的总量,逐渐增加运动总量直至身体完全恢复。注意,下地活动时,应穿上防滑拖鞋。

● 起床:将下肢放到床边,用手臂的力量支持上身坐起来。

● 站立:使自己移到椅子边缘,放下双脚,依靠腿部肌肉站起来,然后坐下。

● 坐:双脚着地,后背挺直,膝盖和臀部应在同一水平线上,不要将双腿和双脚交叉。

● 捡东西:不要弯腰,膝盖可弯曲,使背部挺直,从地上捡起东西。

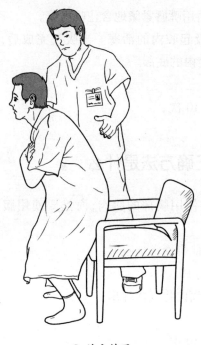

● 站立练习

53. 为什么手术后短时间内可能没有食欲 ●┄┄┄┄┄

　　麻醉和手术可能会影响消化系统。全麻后胃肠蠕动的恢复一般需要 48～72 小时。在此期间,患者可能没有食欲或食欲不佳,但随着胃肠功能的恢复,食欲会逐渐好转。术后早期,即使没有食欲,患者也要按照医护人员的要求进食一些流食或半流食,以补充能量并改善机体的营养状态,促进机体康复。

54. 手术后一般多久会排便 ●┄┄┄┄┄

　　全麻心脏外科手术后,随着胃肠功能的恢复,患者一般在 3～4 天后开始排便。适量活动和早期下床散步有助于胃肠道功能的恢复。医护人员会根据患者肠鸣音的恢复情况估测胃肠功能。对于胃肠功能不佳或平时便秘的患者,建议服用一些胃肠动力药或缓泻药;对于有便意而难以排泄的患者,可以用开塞露治疗。开始排气和肠道功能恢复后,应告知护士。

55. 如果家人感冒了,还可以来探视吗

患感冒、流感或其他呼吸道疾病的人不宜探视术后患者,以免传染,使患者病情加重或延缓恢复。如果患者本人有感冒症状,应及时告知医护人员,以便及时治疗。

56. 固定胸骨的胸带间隔多长时间需要进行调整?需要用多久

胸带是用来固定胸骨、减轻伤口疼痛的,发生松动或滑脱,起不到固定的作用的时候,就要重新打胸带;如果湿了或脏了,应立即更换,以免引起伤口感染。一般患者出院后 1 个月就可以除去胸带。对于病情较重、恢复较差或体质较弱,特别是胸骨不稳定的患者,可以适当多打一些时间,但一般也不超过 3 个月。打胸带期间可以洗澡,以短时间淋浴为佳。

57. 手术伤口何时可以拆线

目前心脏外科手术一般采用皮内缝合,缝合线会自行吸收,不需要拆线。若采用丝线缝合伤口,通常在术后的 7~10 天拆线。对于干净的伤口,暴露而非覆盖纱布反而有利于伤口愈合,避免感染。部分伤口结痂,痂皮像肉刺一样翻起后,可用指甲剪像剪指甲一样剪去,但不要撕脱,以免影响伤口愈合或导致瘢痕增大。

58. 手术后多久可以洗澡

在国外,术后第 2 天就可以给患者冲洗淋浴了。清洁的身体既舒服,又可以减少感染。国内由于各地的风俗习惯不同,建议最迟术后 1~2 周,患者在家人的陪侍下冲洗淋浴。注意,冲洗时要保持伤口干燥。

59. 一般回普通病房后多久就可以出院了

一般情况下,术后 1~2 天,患者由心脏监护病房返回普通病房,5~7 天后如果没有明显异常,即可出院。如果还存在一些需要在医院内治疗的情况,如伤口愈合不良、心功能不全等,则要继续治疗一段时间或转到心内科病房或康复病房继续治疗。一般,患者会感到一天比一天好,但有时病情会有一些波动。每个患者的病情不同,恢复的快慢也不同。医师将密切关注患者的康复进程,决定回家的合适时间。只要医师允许出院,就说明患者的身体状况已经可以在家里休养了。有关出院后的继续治疗和康复计划,医务人员会进行详细的出院指导,患者和家属应当完全遵照医务人员的建议,这有助于更好地康复并尽快适应日常生活。

成功的心血管手术将提高患者的生活质量,并使其能够参加手术前无法参加的体力活动和体育锻炼。康复程度取决于患者的年龄、心脏和身体的整体状况。遵照医师的建议,坚持体育锻炼和健康的生活方式对康复是非常重要的。

60. 如何了解医疗费用

根据病种、病情、手术方式、所用药品、消耗品、采用的监护措施、住院时间和病房条件不同,住院费用各不相同。患者住院期间,每天均会收到一日清单,那就是住院当天的费用。出院时医院还会出具一张总清单,上面显示的是住院期间的费用明细和总费用。

61. 出院后在日常生活中应该注意什么

● **心理调节**:一些患者可能会有一段心情"低潮期",有时病情可能还会有些波动。患者也许会变得易哭、易怒或情绪低落,有些人甚至做噩梦或注意力不集中。这些反应都是正常的,将在几天或几周内消失。在这段时间内,家人应多花点时间来帮助患者调整心态,是患者保持精神愉快、心情舒畅、乐观自信。患者多与家人和医师沟通,对顺利康复很有帮助。

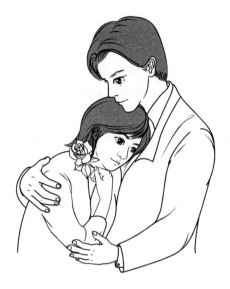

● 家人应多花时间来帮助患者调整心态

● **瓣膜启闭的声音**：一些患者在安静休息时能听到"咔嗒咔嗒"的声音，不用担心，这是机械瓣膜关闭时发出的声音。在早期，患者或者家属可能会感到不适应，甚至影响睡眠，但过段时间就会习惯这种声音而注意不到了。研究表明，这种声音不会影响患者的生活质量。

● **饮食**：营养丰富的饮食对患者的康复来说至关重要，建议注意饮食搭配，科学进餐，食用低胆固醇、低脂肪、高纤维素、高蛋白及维生素含量丰富的食物，烹制食物最好采用烘、烤、煮、蒸，不要油炸，以免脂肪含量增加。避免暴饮暴食或过度节食，严禁酗酒，饮食不宜太咸。心功能较差的患者应限制钠盐的摄入、限制饮水量，不宜大量进食稀饭和汤类，以免液体入量过多，增加心脏负担。用利尿药的患者，应注意观察尿量及体重的变化，摄入量与尿量基本保持平衡。一些食物维生素 K 含量较高，可干扰华法林的抗凝作用，注意不要过多或长期食用，但一般不必为此改变饮食习惯。

● **香烟和其他烟草制品**：吸烟有百害而无一利。吸烟会使肺部痰液增多，提高血液黏度，增加心脏负担。另外，吸烟会促进动脉硬化，阻碍心脏及身体其他组织的供氧，所以必须戒除。

● **起居**：休养环境应舒适安静，室内保持温、湿度适宜和空气新鲜。根据气候及时增减衣服，避免受凉感冒。一旦出现发热，应及时就医，以防发生心内膜炎。术后即可淋浴，但在伤口脱痂前最好不要洗池浴。

● **活动和锻炼**：术后 1 周后可每天步行 10～15 分钟，行走的速度、步幅以感觉舒适、不引起心慌为标准;3周后可做轻微家务劳动;6周后可恢复正常室内活动;8周内应避免较剧烈的运动,以后可逐渐增大活动量,根据自身情况参加体育锻炼,适当的锻炼有助于康复及减轻压力;但在手术后6~8周内不要推拉重物或拎提重量超过5kg的任何东西,使胸骨有足够的时间愈合。病情重的心脏病患者,术后恢复可能需要较长的时间,应在医师指导下逐步恢复体力活动,一般不宜像正常人一样从事重度体力劳动或剧烈体育锻炼。

● **驾车或乘车**:应当询问医师能否开车,除非确定很安全,一般不要去尝试;但可以乘车,乘车超过1小时后,应当停一下或走一段;无论开车或乘车都要系好安全带。

● **作息时间**:回家后,应当尽快恢复正常的作息时间。早上不要太晚起床,洗个澡,换上衣服,最好不要一直穿着睡衣。上午可有一个短暂的休息,中午睡个午觉。每天做一些简单的活动,如散步、打太极拳等。争取每天都适当增加一些活动量。总之,休息够了,就运动一会儿;活动累了,就休息一会儿。尽量做足够多的活动,以在睡觉前觉得稍微有些疲乏为适宜,这样有助于提高睡眠质量。开始的几天可以吃一点镇静药以帮助入睡。

● **体温**:每天下午4点和晚上8点各量一次体温,坚持2~3周。如果体温超过38℃,应当去医院就诊。

● **体重**:每天都要称体重。在前3周内,体重应当稍有下降。如果体重在短时间内增加超过2kg,要及时告知医师。因为这可能是液体潴留的结果,有一定的危险。

● **旅行**:一般旅行是不受限制的,但要谨慎小心。旅行尽可能安排得轻松愉快,要有充足的休息和锻炼。随身携带必要的药物,定时服用,最好带上药方,以便所带药物不足时在当地医院补充。

● **性生活**:一些患者担心心脏手术后就不能过正常的性生活。正常情况下,只要患者觉得做好了准备,术后几周内就可以有性生活。但应注意,在胸骨还未完全愈合时,应避免压迫。患者可以就何时开始性生活咨询医师。生育期的女性患者应做好避孕,以免妊娠增加心脏负担。

● **妊娠和生育**:术后患者能否妊娠和生育,应根据心功能和全身状况来确定,可事先征求医师的意见。

● **恢复学习和工作**:心脏手术后,很多患者能重新恢复学习和工作。医师将给出关于患者何时回到学习或工作岗位及一些必要限制的建议。恢复的快慢与程度,取决于患者的心功能状态和全身情况。有规律的运动是保持健康生活的一个重要部分。一般说来,患者在术后3个月以内以休养为主,根据身体情况增加适当的室内、室外活动,量力而行,以不引起心慌、气短为度,不要推拉重物或拎提超过5kg的任何东西,使胸廓有足够的时间愈合;3个月以后去医院复查,如果心功能恢复满意,体质较好,则可逐步恢复学习或工作,可根据心功能、体力及工作性质,先恢复半天工作,劳动强度以不感到劳累和心慌为宜;3~6个月之后,绝大多数患者能从事正常学习或工作。少数术前心功能极差、手术较晚的患者术后虽有明显改善,但也只能从事轻体力工作。

62. 出院后刀口疼痛怎么办

术后1~3个月内,刀口局部及周围可能有疼痛、不适,这些多为术后正常反应,可口服止痛药或对症治疗。如果刀口局部红肿、隆起、疼痛严重,并有分泌物流出,应尽快到医院复诊。手术时取下肢静脉者,在休息和坐位时,要适当抬高患肢,这样会有利于减轻腿部的不适或肿胀。

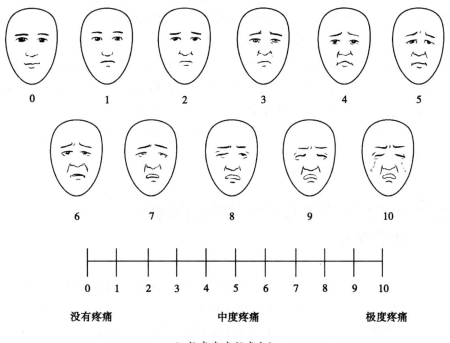

● 数字疼痛程度分级

63. 心脏手术后如何预防感染

心脏手术后,为预防感染,在进行牙科治疗(包括洗牙)、泌尿科手术(包括膀胱尿道镜检查)、胃镜检查、结肠镜检查及其他医疗器具置入之前,患者应当告诉医师自己心脏瓣膜的情况以及正在服用的药物,并接受预防性抗生素治疗。这是非常重要的,因为细菌可能通过这些侵入性的治疗进入血液并聚集在心脏瓣膜上,造成细菌性心内膜炎。在治疗过程中,抗生素的作用就是阻止这种感染的发生。如果发生任何感染(包括皮肤感染),应当向医师咨询,对不明原因的间歇性或持续性发热,不可乱投医、乱用抗生素,应及时就医,以免延误治疗。

64. 出院后多长时间到医院复查

患者出院后要按医师的要求定期到医院复查病情;在康复期间,有任何不适或问题,不要犹豫,尽早和医院联系;每次随访时带上有关病历资料,并保存好每次的检查化验单,以利于医师对病情做出全面的评判。

多长时间复查一次取决于病情的需要。出院前,医师会告诉患者什么时候开始定期到心外科或心内科复查。准备出院时,患者要注意明确复查的时间表。术后早期,可能每 1~2 周就需要化验一次凝血功能,等抗凝药物稳定后,改为每 1~2 个月复查一次凝血功能。以后每 3~6 个月复查一次,如果一切正常,则改为每年复查一次。当然,医师可能会根据患者的病情,增加或减少复查的次数。患者最好采纳医师的建议。

65. 心脏瓣膜手术后患者需要重视哪些危险信号

心脏瓣膜的修复和置换术成功率很高。但无论是生物瓣、机械瓣还是手术本身,都不是完美无缺的。虽然很少出问题,但并不代表一定不会出现异常。有一些特征性的信号和症状会提示某些方面确实出现问题了。

下面是一些心脏病突发或中风的危险信号。这些危险信号不是都会同时发生,只要出现其中的一个或几个,就应当立即寻求帮助,如拨打 120 急救热线,千万不要等待,因为心脏病突发和中风是非常危险的疾病。

心脏病突发的危险信号:有些心脏病发作非常突然,而且典型,但绝大多数心脏病发作多是慢性过程,会伴随一些轻微的疼痛或不适。人们常因为不知道自己的身体是否出了问题以及哪里出了问题而错过最佳治疗时机。

冠心病发作时可能出现的症状

● 胸部不适:胸部正中偏左不适,这种不适会持续几分钟,或者反复出现。可以表现为胸部的压迫感、绞榨感、闷胀感或者疼痛感。

● 上身其他部位的不适:一侧或双侧上臂、背部、颈部、颌骨或者胃部出现疼痛或者不适。

● 气短:可以伴随胸痛出现,也可以单独出现。

● 其他症状:包括突发冷汗、恶心、头晕等。

脑卒中的危险信号

● 面部、四肢,特别是单侧肢体突发的麻木和无力。

● 突然的意识模糊、言语困难或者理解力障碍。

● 突然的单眼或双眼视觉障碍。

● 突然的行走困难、头晕眼花、共济失调。

● 突然发生的、不明原因的剧烈头痛。

其他危险信号

● 突发的、严重的气短,而且与大量运动无关。

● 体重异常地快速增加或者双侧下肢肿胀。

● 疲劳,特别是伴随着连续几天的发热。

● 异常出血。

● 意识丧失,哪怕只是很短时间。

● 心脏瓣膜开关的正常声音突然改变或者消失。

● 心率和心律的突然紊乱。

术后瓣膜功能发生障碍时的应对措施

● 在身边准备一份医师的电话,随身携带,并在家、单位、亲人和同事那里各备一份,以备不时之需。

● 如果家庭地址或常住地址与做手术的医院相距较远,还应当尽早了解就近有没有可以完成心脏手术的医院,以便在紧急情况下能得到及时救治,**挽救生命**。

● 确保家人、邻居、同事知道万一你的心脏瓣膜发生问题,应该将你送至哪家医院。

● 确定所在的区域是否有"120"急救服务。如果没有,最好去当地的急救服务部门确定发生紧急情况时的行动方案。

拨打"120"急救热线通常是获得急救最快的方法。急救人员会尽量在短时间内采取措施,而且他们经过专业的心肺复苏训练。乘救护车去医院,常可比自己乘车去医院更早获得救治。如果因为各种原因不能叫救护车,应当尽快乘车前往医院。除非实在找不到其他人帮忙,患者尽量不要自己开车。

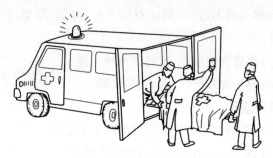

● 乘救护车去医院,常可比自己乘车去医院更早获得救治

66. 心脏瓣膜手术患者出院后如何保护胸骨

术后 4~6 周注意:

● 随访期间,没有心脏手术医师的允许,不要开车。

● 乘坐有保险气囊的汽车时,最好坐在后排,关掉保险气囊或尽量向后依附座位。

● 避免手臂承重。

● 避免弯腰,穿鞋时把腿抬高或放在对侧大腿上。

● 不要开紧闭的瓶盖或较重的门窗。

术后 8~12 周注意:

● 不要提重于 5kg 的物体。

● 在变换体位时,避免用手臂承重,尽量用腿改变体位。

● 不要扭曲或旋转上半身,避免扫地、拖地、大扫除、游泳、户外骑车或开收割机。

● 如果感到胸骨弹响、发出"咯噔咯噔"的声音或胸骨不稳定,应当与手术医师联系或去当地有心脏外科的医院就诊。

57检